重新解读“五谷为养”，远离文明病，挽回健康

五谷杂粮 生百病
五谷杂粮 治百病

中国人的祛病养生智慧

雷正权◎著

WUGUZALIANG SHENG BAIBING
WUGUZALIANG ZHI BAIBING

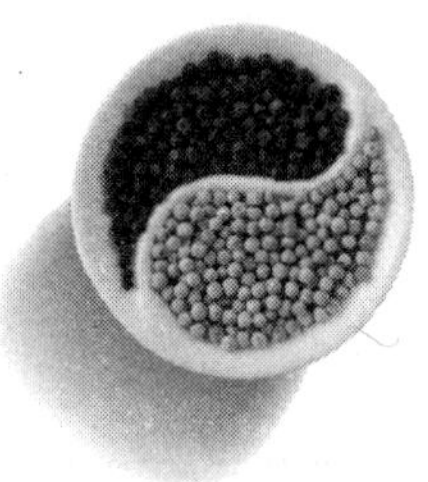

西安交通大学出版社
XI'AN JIAOTONG UNIVERSITY PRESS

图书在版编目（CIP）数据

五谷杂粮生百病，五谷杂粮治百病 / 雷正权著. —
西安 ：西安交通大学出版社，2016.7
ISBN 978-7-5605-8889-6

Ⅰ.①五… Ⅱ.①雷… Ⅲ.①杂粮—食物养生 Ⅳ.
①R247.1

中国版本图书馆CIP数据核字（2016）第187392号

书　　名　五谷杂粮生百病，五谷杂粮治百病
著　　者　雷正权
责任编辑　秦金霞

出版发行　西安交通大学出版社
（西安市兴庆南路10号　邮政编码710049）
网　　址　http://www.xjtupress.com
电　　话　（029）82668805　82668502（医学分社）
（029）82668315（总编办）
传　　真　（029）82668280
印　　刷　廊坊市华北石油华星印务有限公司

开　　本　880mm×1280mm　1/32　**印张**　9　**字数**　202千字
版次印次　2017年1月第1版　2017年1月第1次印刷
书　　号　ISBN 978-7-5605-8889-6/R·1368
定　　价　39.80元

读者购书、书店添货、如发现印装质量问题，请通过以下方式联系、调换。
订购热线：（029）82665248　82665249
投稿热线：（029）82668805
读者信箱：medpress@126.com

前　言

古代称粟、豆、黍、麦、稻五种粮食为五谷，后人多泛指各种粮食。五谷是养育人体的主食。它富含碳水化合物、蛋白质、脂肪等，营养配比很符合人体的需要，所以是补养精气最完美的食品。

五谷为养

《黄帝内经》提倡“五谷为养，五畜为益，五果为助，五菜为充”的饮食原则，认为五谷杂粮才是养生的根本。一说到进补，人们想到的往往是各种补药或山珍海味。其实，人们常吃的五谷杂粮才是滋补身体的法宝。五谷作为主食，是饮食中最为重要的组成部分，小麦、粳米、小米等，均是味甘、性平之物，具有“补脾胃，益气血，长肌肉，和五脏”的功效。

从中医角度来看，所谓“五谷杂粮”都是植物的种子，一颗小小的种子埋在土里，到了春天发芽、成长、壮大，最终长成一棵完整的植物，充分说明种子里面具备旺盛的生命力，浓缩了植物的所有精华。种子，是植物之精华，具有完备的四季之气，升降浮沉四气均平，气平以养生，因此我们的祖先将之定为主食，

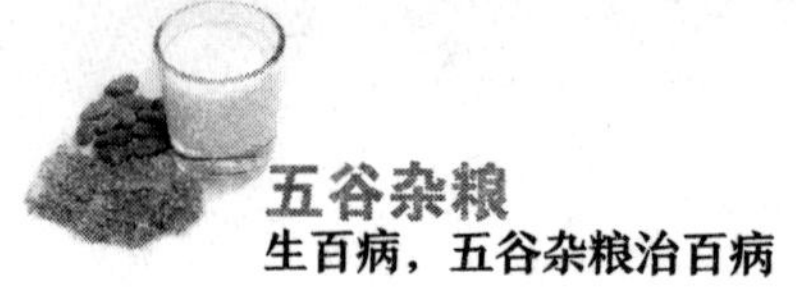

有其深刻的内涵。

安谷则昌

古人提倡“安谷则昌”，意思就是吃得下饭，身体才健康，这与现代营养学的理论也是一致的。在《中国居民平衡膳食宝塔》中，五谷杂粮等主食位于宝塔的底端，是整个膳食结构的基础。而《中国居民膳食指南》也告诉我们，在食物多样化的前提下，日常饮食应以谷类为主，它能提供人体所需的能量和一半以上的蛋白质。

现在许多人为了减肥而不吃主食，导致脸色苍白或蜡黄，抵抗力下降，气血不调。其实我们每天应该至少吃300克的主食，包括米饭、馒头、面条、燕麦、玉米等，同时应注意粗细搭配。

此外，现在的精制大米、白面等细粮，其加工过程中把种子的皮、胚芽剥掉，损伤了种子的生命力，使之缺乏生机。大米放在水里无法发芽，营养价值大幅度降低，所以最好食用完备的种子，也就是粗粮。没有经过细致加工保持原始生机的粮食，其谷气充沛，补养人的元气效果最好。

民以食为天，五谷是食物的主要组成部分，我们日常生活中的五谷杂粮都对身体意义重大，如果食用得当，就会为健康添砖加瓦，保驾护航。大家在饮食过程中，万不可忽视五谷杂粮。

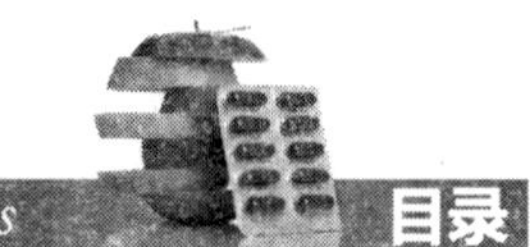

第一章　五谷杂粮虽养人，却不能随便吃

随着人们对传统养生和现代营养学关注的深入，以前因口感粗糙，只被作为普通粮食的五谷杂粮也华丽变身，蜕变为炙手可热的香饽饽。然而五谷杂粮虽好，却也不能随便吃。了解五谷杂粮，是回归健康之路的必然选择。

第二章　谷类：粥饭当家，五谷为主

主食，尤其是稻谷类主食永远是餐桌上的营养将帅，然而所谓稻谷也不仅仅有水稻、小麦这么单一。稻谷类家族庞大，除水稻、小麦外还有荞麦、燕麦、黑米、高粱等，且每一种所含营养物各有特点，有很强的互补作用。因此越是能将主食吃出花样，越有可能吸收到更为丰富的营养。

第三章　豆薯：健康搭配，豆薯为补

豆薯类可作为主食，也可用来做成菜品，随着生活条件的提高，现在多将其做成汤菜或甜品零食食用。豆类含有丰富的植物性蛋白质，无论打磨成豆浆还是做成其他豆制品都堪称经典；而薯类则因含有大量糖分和食用纤维，可做成新式甜品，营养又减肥，美味又不失健康。

第四章　坚果、干果：营养加分，珍果为益

坚果、干果一般不作为主食食用，但习惯上还是将其归入杂

粮一类。坚果、干果类虽不是三餐饮食结构中的必需，但因其营养丰富，所以在人体健康拼图上仍占据了重要位置。比起其他杂粮，坚果、干果类最大的特点是含有大量不饱和脂肪酸，对心脑血管保护及抗衰老非常有益，可谓真正的健康零食。

第五章　身体的很多毛病都可以通过吃五谷杂粮来缓解

最好的医院是厨房，最好的药材是食物，最好的医生是你自己。不要小看身边的五谷杂粮，身体的很多毛病都是可以通过吃五谷杂粮来缓解的。

第六章　吃对五谷杂粮，上班族不忘事、精力足、睡眠好

食物越来越丰富，身体却越来越差；活得越来越体面，快乐却越来越少……当你生活压力大的时候，回家吃饭吧，在五谷杂粮中寻找力量，回归健康、愉悦的生活方式。

第七章　吃对五谷杂粮，老年人补五脏、强筋骨、养精神

随着年龄的增长，老年人的免疫力逐渐减退，新陈代谢的速

度也会减慢，因此，老年人要特别注意日常饮食，多食用一些具有抗氧化功能的五谷杂粮，如葵花子、核桃等，以起到软化血管、预防阿尔茨海默病的作用。

第八章　吃对五谷杂粮，女人长不胖、晒不黑、人不老

女人真正的美丽以身体健康、气血充盛为基础。从现在开始，只吃对自己有益的食物，做适度运动、按摩，不消半年，一个脱胎换骨的自然美女就会出现。

第九章　吃对五谷杂粮，孩子吃饭香、长得高、体质好

饮食习惯对人的影响很大，不良的饮食习惯可能会加重脑部代谢机能障碍，而良好的饮食习惯不但对心脏有益，对大脑也有好处。孩子处于体力、智力、精力快速成长的时期，需要从五谷杂粮中摄取丰富的营养作为补充。

第十章　超美味的一周营养食谱

五谷杂粮虽好，但任何一种天然食物都不可能提供人体所需的全部营养素，想要做到平衡膳食，日常饮食就必须由多种食物组成，否则就不能满足人体各种营养需求，达到合理营养、促进健康的目的。

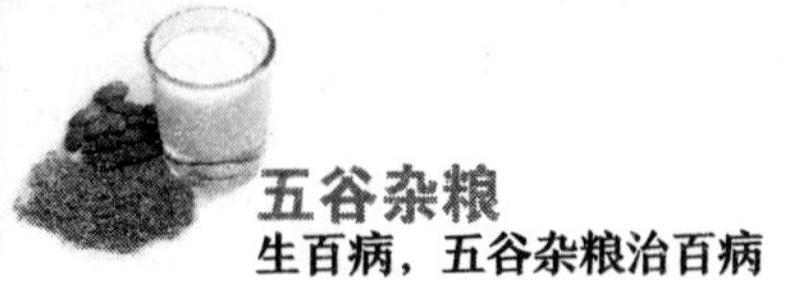

第一章

五谷杂粮虽养人，却不能随便吃

随着人们对传统养生和现代营养学关注的深入，以前因口感粗糙，只被作为普通粮食的五谷杂粮也华丽变身，蜕变为炙手可热的香饽饽。然而五谷杂粮虽好，却也不能随便吃。了解五谷杂粮，是回归健康之路的必然选择。

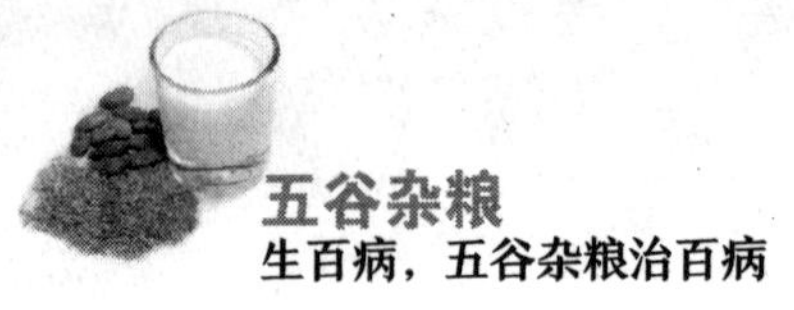

食物保健康，五谷杂粮是关键

随着社会的进步，生活水平的不断提高，人们对“吃”的概念已由温饱过渡到“食文化”，不仅要吃出花样，而且还要吃出健康。作为健康时尚，五谷杂粮备受青睐。那么，五谷杂粮究竟指的是哪几种粮食呢？一般指除稻以外的几种粮食作物，包括小米、荞麦、大麦、大豆、玉米、薯类等。

然而，过去的几十年，随着生活的改善，人们的饮食逐渐趋向于“精细化”，而忽视了传统的五谷杂粮。过去被人们视为常年主食的五谷杂粮，曾一度在“食不厌精”的过程中悄然“退居”二线。随着人们健康意识的增强，人们很快就发觉饮食“偏精”的弊病，便兴起了用五谷杂粮来改善人们的饮食结构，其原因如下。

一味地只吃精米、白面不仅无法保证营养的全面供应，而且还会使健康受损；同时，食用过多、过量的甘肥油腻的食品还会使营养过剩，导致一系列“现代文明病”的发病率上升，如高血压病、冠心病、糖尿病、癌症等。

人们的口味发生了变化，吃腻了大鱼大肉的城市居民发现，五谷杂粮的口味完全可与山珍海味相媲美。五谷杂粮均含丰富的营养及大量人体需要的纤维素，如半纤维素、果酸和木质素等。这些物质大量存在于粗杂粮中，有良好的润肠通便、降血压、降血脂、降胆固醇、调节血糖、健美、减肥等重要的生理功能及保健功能。

“粗茶淡饭，有益健康。”古人对饮食与保健的看法是，“五谷为养，五果为助，五畜为益，五菜为充”。意思是饮食要做到精粗、荤素、粮菜的合理搭配，才能保证人体健康，益寿延年。现代营养学研究表明，粗粮、细粮搭配比单吃一种粮食营养价值要高出许多倍。所以日常生活中离不开五谷杂粮。

五谷杂粮的纤维素能以“膨化”形式存在于体内，增大了肠内的体积，使肠道蓄水量增加，改善了消化液的分泌，增加了血液中的水分子，防止血液黏稠度增高，对于心脑血管疾病及高血压等都有较好的防治作用。另外，纤维素中的木质素具有吞噬细菌及癌细胞的活力，从而可降低或控制癌症的发生和发展。

许多杂粮品种皆具有其独特的食用和医疗价值。例如，麦麸对糖尿病、胆固醇和血脂过高有一定的防治作用；芝麻具有补肝肾、润燥化结的作用；长期被人们视为废弃物的豆腐渣，其所含的钙质比牛奶还多，可以防治多种老年病。

五谷杂粮中除了含有较高的人体必需的营养物质及兼有一定的保健作用以外，在防癌抗癌方面，越来越显示出它有不可轻视的作用。这一点，目前已经引起了国内外科学家们的高度重视。例如，胡萝卜素进入人体后，可转化为维生素A，又称维生素A原，对于预防肺癌、胃癌、肠癌、喉癌、皮肤癌均有一定的作用。在粮食、豆类作物中，颜色较深的含有胡萝卜素较多，如黄玉米、黄心甘薯、小米、高粱、大豆、绿豆、豌豆、豇豆等。

由此可见，许多五谷杂粮皆各自具有其独特的食用和医疗价值，它们成为新时代的“宠儿”，对于改善整个饮食结构、在营养保健方面均是个良好的趋势。

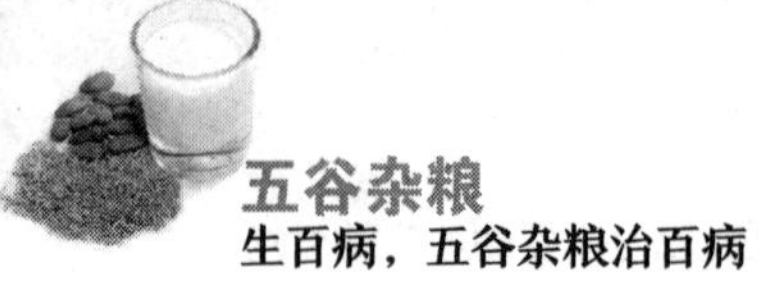

现代五谷杂粮概览

五谷杂粮种类	代表食物	营养结构
谷类	小麦、粳米	含70%以上的碳水化合物，是人体热能最经济的来源
豆类	大豆、红豆	蛋白质含量丰富，尤其是干品豆子，蛋白质含量甚至可达50%以上
薯类	红薯、马铃薯	含有约20%的淀粉以及大量的糖类，碳水化合物利用率很高，也是人体能量的重要来源
干果、坚果类	杏仁、核桃	大多数含有近50%的油脂，且多为不饱和脂肪酸，对保护心脑血管有重要作用

主食为你提供超八成的能量

人们最常食用的主食包括大米、面粉、玉米、小米、高粱、荞麦等，这些食物都含有人体所必需的营养成分。将近八成的热能和一半左右的蛋白质与相当比重的B族维生素、无机盐都来自这些谷类食物。

谷类食物中碳水化合物含量最高，是人体热能的主要来源。碳水化合物供给维持生命所必需的动力，如果膳食里缺乏热量，成年人就会逐渐消瘦下来，无法从事劳动、学习；儿童就不能正常发育。谷类食物中碳水化合物含量平均达2/3左右，其中大米和面粉中含量较其他谷类高，可达3/4。其利用率也比较高，在九成以上。当然，如果吃得过多，也会使人发胖或引起肥胖症。所以人们要根据自己身体的需要来摄取，以保持人体最正常的状态。

谷类的蛋白质含量很高。蛋白质是组成动物和植物细胞的一种很重要的物质。一般来说，动物性蛋白质对人体的好处比植物性蛋白质要多些。蛋白质最主要的功用，是作为原料供给人体增生新细胞和修补破损的细胞，同时供给热量。因此，它是儿童、孕妇、乳母和患者最主要的养分。谷类的蛋白质含量在10%左右，其中燕麦含量较高，可达50%，而稻米和玉米含量较低，大约8%。谷类物质外层的蛋白质含量比里层要高，因此，精制的大米和面粉因过多地除去了外皮，使得蛋白质的含量较粗制的米和面低。

谷类食物中含有相当比重的B族维生素，其中维生素B_1、维生素B_2和烟酸较多。研究得出每千克小麦面粉中含维生素B_1 4.6毫克、维生素B_2 0.6毫克。在小米和黄玉米中，还含有少量的胡萝卜素和维生素E。维生素B_1能够预防脚气病，维持心脏的正常功能，促进乳汁的分泌和增进食欲等。维生素B_2则能够促进儿童生长发育，如果缺乏会引起嘴角发炎，舌头和眼球发炎，怕强光。

因此，淘米时应尽量少搓洗，否则，可使维生素B_1损失将近一半，维生素B_2和烟酸损失1/4左右，浸泡时间越长，淘米次数越多，维生素损失也就越多。应当尽量多吃没有加工过的大米和面粉，以便摄取更多的营养成分。

谷类食物对胃还有很好的保健作用。谷类中的大麦及小麦成分含有维生素A、B族维生素、维生素E和淀粉酶、麦芽糖、转化糖酶、卵磷脂、蛋白质分解酶、脂肪和矿物质。

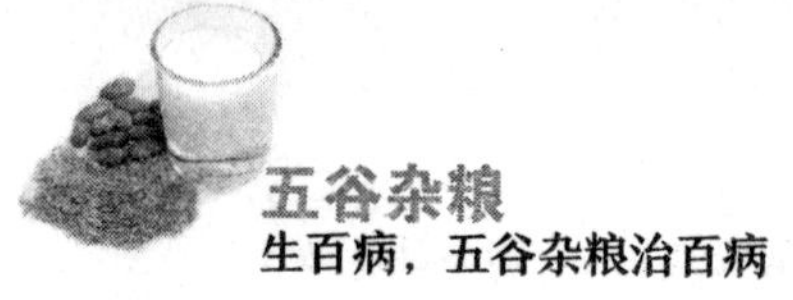

全谷物，你吃的量够吗

五谷含的营养成分主要是碳水化合物，其次是植物性蛋白质，脂肪含量不高。古人把豆类作为五谷是符合现代营养学观点的，因为谷类蛋白质缺乏赖氨酸，豆类蛋白质缺少蛋氨酸，谷类、豆类一起食用，能起到蛋白质相互补益的作用。

我们常吃的精面粉做成的食物（如包子、馒头、饺子、白面包等）、大米（精加工）等，在加工的过程中把富含粗纤维的麸皮和大部分营养丰富的胚芽加工掉了，其实，粮食的维生素和其他营养物质，多含在表皮和胚芽中，经过加工后，其营养物质就有一定程度的损失，而且加工越精细，营养物质的损失越大。每千克糙米含有维生素B_1 4.2毫克，加工一次，下降到1.7毫克；加工两次，下降到1.2毫克；加工三次，就只有0.8毫克了。所含的B族维生素，要损失八成以上。钙、氨基酸是组成蛋白质的主要成分。然而经过加工的大米、面粉中氨基酸的含量极少，而未加工的米、麦和其他玉米、红薯中，氨基酸含量就高得多。因此，日常膳食中应该保证一定量的全谷类食物，如全麦面包、糙米、天然麦片等。

推荐每天至少3份全谷类食品。早晨可食燕麦片、小麦片、全麦片、葡萄干或全麦面包等谷类食品，午餐可食全麦切片三明治、全麦卷或玉米粉圆饼，也可试试糙米或加蔬菜的全麦面团。晚餐时用糙米、碎小麦或大麦代替白米。

全谷类成分占总重量至少达51%的食品定义为全谷类食品，购买食物时应该选择成分标签上注明是全谷类的食物，标有“100%全谷类”的食物是最好的，如果食品符合要求，标签上会写着“食用富含全谷类的食品，可帮助减少心脏病和癌症的发病率”。为确保买到真正的全谷类食品，在成分列表中找“全”或“全谷类”的字样。不要被“小麦粉”、“未加工的小麦粉”和“高级麦粉”的这些字眼迷惑。同样“全科的”、“强化的”、“精制小麦”、“麦片”和“有机食物”这些字眼均不能保证其是全谷类。

另外，我们都熟悉小麦、燕麦、玉米、糙米，但对几种加入面粉、面包、早餐中或替代白米与马铃薯的谷类食物却知之甚少。此类食物有苋菜、碎荞麦、干小麦（全麦）、大麦（去皮的）、亚麻仁（压碎的）、粟、藜、黑麦、斯佩尔特小麦、杂交麦或小麦胚乳。需要指出的是，酒类虽然主要是谷物（或者果子）酿造的，但是因为它经过了发酵的过程，所含营养及热量已经有所改变，不属于谷物的范畴。

膨化食品如米饼、虾片、锅巴、小馒头等，在加工过程中，营养物质大量流失，有些食品加入大量的糖或油脂（如锅巴等油炸型膨化食品），导致热量增加的同时并没有增加有益营养，所以不是推荐的谷物食品。

粗粮吃越多越好吗

随着经济的发展，人们的生活水平不断提高，新的健康问题也接踵而来。我们的生活方式变得越来越不健康，过多地摄入高热量、高脂肪、高含糖、高含盐的食品。我们在享受极大丰富的食物的同时，也在不知不觉中被高血压、糖尿病、肥胖症、肿瘤

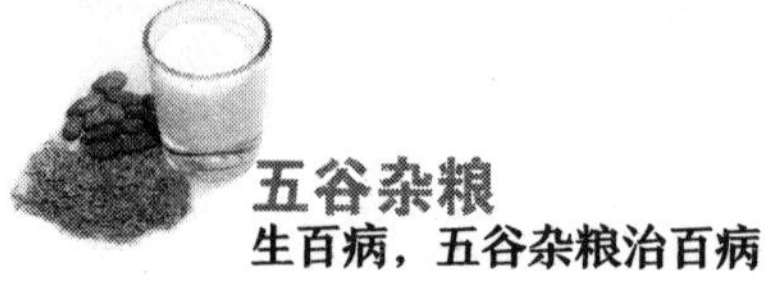

等这些流行病所困扰。

针对这些饮食问题，膳食营养学家告诉我们："食物多样，谷类为主，粗粮搭配。"而这里所说的粗粮搭配，就是指要适当地食用一些传统意义上的粗粮。

有很多人不爱吃粗粮，认为它们的口感粗糙，味道也很差。相对于平常食用的精米和白面来说，小米、大麦、玉米、栗子、菱角、花生米、黑芝麻、高粱、黄豆、红薯、山药等食品，都可以称为粗粮。其实粗粮的加工过程非常简单，保留了许多细粮没有的营养成分。

膳食营养学家研究表明，饮食中以四分细粮、六分粗粮最为适宜，因此想要保持良好的身体健康，就应学会粗细粮巧妙搭配。比如粗粮和细粮搭配，混合起来熬粥或做成点心，就可以避免粗粮的味道单一而粗糙的问题。而晚餐时食用粗粮是最好的时间，因为晚餐吃粗粮有利于人体的消化吸收，有助于清理肠胃，不让人们带着大量的热量和油脂进入睡眠。

健康的饮食中吃粗粮要适量，并不是粗粮越多就越好。由于粗粮内的赖氨酸含量比较少，粗粮与副食的合理搭配可以弥补自身的不足。正常人吃粗粮以两天吃一次为宜，患有高血糖、高血压、高血脂的人，可以一天一次经常吃。由于粗粮中含有的纤维素和植酸都比较多，长期大量食用，会使人体的脂肪利用率降低，造成骨骼、心脏、血液和脏器功能的损害，降低人体的免疫能力，甚至影响到生殖能力。

除此之外，吃粗粮也要看人的体质，并不是所有的人都适合吃粗粮。因为粗粮内含有较多的纤维素，食物中的胆固醇会随着纤维素排出肠道，而胆固醇减少吸收，就会导致女性激素的合成减少，影响生殖系统和生殖器官的发育，因此青春期的少女不宜多吃粗粮；粗粮补充能量比较慢，因此运动员、体力劳动者这类长期大量付出体力、需要尽快提供能量的人，也要少吃粗粮；患有慢性胰腺炎、肠胃溃疡及急性胃肠炎的患者的食物要求细而软，也要尽量避免吃粗粮。

为了身体健康和营养平衡，普通人平时应该适当地吃一些粗粮。特别是长期坐在办公室的上班族、每天接触电脑较多的人、应酬和熬夜较多的人、患有肠胃炎或便秘等症状的人、患有“三高”的人，更应多吃粗粮，做一个智慧的“饮食家”。

解密五谷杂粮的脾性

食物的脾性，是指食物具有寒、热、温、凉四种性质。因为凉仅次于寒，温与热性质相近，所以实际上是寒凉、温热两个方面的性质。此外，还有平性食物，其寒热性质不太明显。这里的寒、凉、温、热不是指食物的温度，而是指食物进入人体后发挥的作用。简单地说，吃后让人感觉到热的食物是热性的，吃后让人感觉到寒冷的食物是凉性的。

一、温热性食物

一般来说，温热性食物具有温中散寒、助阳补火等作用，适合秋冬季食用。例如，一个畏寒、脘腹冷痛的人，在食用生姜、胡椒、大葱等食物以后，其症状得到缓解和消除，这就表明这种食物具有温热性质。

根据其作用强弱，通常又把温热性食物分为温性食物和热性食物两大类。常见的温性食物有谷类中的高粱、糯米等，蔬菜中的韭菜、生姜、大葱、洋葱、大蒜、芥菜等，水果中的桂圆肉、杏、荔枝、栗子、桃、柑橘、橙子、大枣等，畜禽肉中的牛肉、猪肝、猪肚、鸡肉等，水产品中的海参、虾、鳝鱼、鲢鱼等，以及花茶、乌龙茶、乌梅等。常见的热性食物有蔬菜中的辣椒、蚕豆、香菜等，肉类中的羊肉、狗肉、鳟鱼、鹿肉等，以及花椒、胡椒、干姜、芥子、小茴香等。

一般来说，阳虚、畏寒以及感受风寒的人宜选用温热性食物。

二、寒凉性食物

一般来说，寒凉性食物有清热泻火、解毒的作用，适合春夏季食用。例如，一个发热、口渴的人，在食用西瓜、黄瓜、香蕉等食物以后，其症状可以减轻或消除。

根据其作用强弱，通常又把寒凉性食物分为凉性食物和寒性食物两大类。常见的凉性食物有谷类中的小米、大麦、小麦、荞麦、薏米等，蔬菜中的黄瓜、冬瓜、白菜、油菜、芹菜、竹笋、菠菜、莲藕、萝卜等，水果中的梨、香蕉、西瓜、芒果等，肉蛋中的猪肉、鸭肉、兔肉、田鸡、鸭蛋等，水产品中的鲳鱼、黄鱼、黑鱼、龟肉等，以及菊花、茶叶、豆腐等。常见的寒性食物有蔬菜中的竹笋、冬瓜、苦瓜、荸荠、苦菜等，水果中的柚子、甘蔗、柿子、桑葚等，水产品中的蟹、田螺、紫菜、海藻、海带等，以及绿豆、食盐、淡豆豉、酱等。

一般来说，阴虚、体热、内火偏重及感受风热者宜选用寒凉性的食物。

三、平性食物

平性食物性质平和，介于寒凉与温热之间，不温也不凉，具有健脾、开胃、补益身体的作用，一般人都可长期食用。

常见的平性食物有谷薯中的粳米、玉米、花生、芝麻、地瓜等，豆类中的黄豆、豇豆、黑豆、赤小豆等，蔬菜中的洋葱、土豆、卷心菜、芋头、胡萝卜等，果品中的葡萄、莲子、百合等，肉蛋中的猪肉、猪肺、猪心、猪肾、猪蹄、鸡蛋等，水产品中的青鱼、鲤鱼、鲫鱼等，以及平菇、香菇、银耳、木耳、白砂糖、蜂蜜、燕窝等。

平性食物适宜于一般体质者，寒凉、热性病症的人都可选用。尤其适宜虽是虚证但不宜通过补益方法调理的亚健康者，或虽是实证但不宜采用清泻方法调理的亚健康者。

五谷杂粮的脾性

四性	功效	对症	代表谷物
凉性	清热泻火、解暑除燥、消炎解毒等	夏季发热、发汗、中暑，急性热病、发炎、热毒	薏米
寒性	寒与凉性质功效相同，但清热祛火程度更强，不宜长期过量食用	常用于热性病症，发热、发炎、痘疹	绿豆
温性	驱寒振阳、温暖脾胃、补养气血、驱虫、止痛等	秋冬怕冷、手脚冰凉、脘腹冷痛、病后体虚	糯米
热性	与温性食物性质相同，但程度较为剧烈，一般不用来长期补益身体	可用于寒性病症，以及冬季滋补等	桂圆
平性	开胃健脾、强身健骨、清淡滋补，可长期食用	各种体质都可食用	粳米

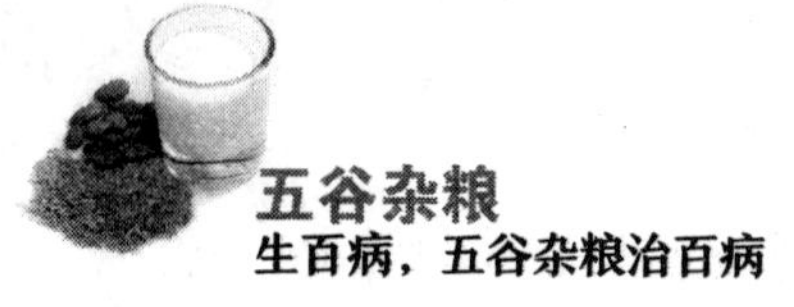

食物的“五味”

这里的“味”并不是指食物的口味，而是食物功效之味，即以味来代表食物的某种性质和作用。例如，动物的内脏、肉类，实际上并无甜味，但由于具有滋养补益作用，所以把它标示为甘味。海带、紫菜、蛤蜊、海蜇等，本身并无咸味，但由于有软化坚硬、消散肿块等作用，故把它标示为咸味。也就是说，食物味的标示，反映的是食物所具有的功效。

根据食物功效的不同，一般将食物分为酸、苦、甘、辛、咸“五味”。

一、酸味食物

一般具有收敛、固涩、止泻作用的食物，大多属于酸味性质的。常见的酸味食物有赤小豆，蔬菜中的马齿苋、番茄、荸荠等，水果中的柠檬、山楂、橘子、柑、柚子、橙子、木瓜等，以及醋、乌梅等。

酸味食物比较适宜于情绪急躁、久咳、多汗、久泄、久痢、尿频以及遗精等患者食用。另外，酸还有生津止渴、助消化的作用，如杨梅、醋等就具有生津止渴、助消化的作用。

二、甘味食物

大凡具有补益气血、调和脾胃、缓和疼痛、滋润营养等作用的食物，大多是属于甘味性质的。例如，虾、鸡等具有滋补强壮作用，能治疗各种虚证；山药、大枣能补气健脾；甘草、饴糖能缓和疼痛、调和药性，所以它们都是甘味的。常见的甘味食物有很多，例如，谷薯类中的大米、玉米、小米、大麦、小麦、白薯等，豆类中的绿豆、黑豆、赤小豆、黄豆等，蔬菜中的白菜、菠菜、芹菜、番茄、莲藕、茄子、黄瓜、南瓜、冬瓜、胡萝卜等，水果中的苹果、梨、葡萄、西瓜、桃、荔枝、芒果、香蕉、大枣等，肉类中的猪肉、猪心、猪肝、猪肚、牛肉、羊肉、鸡肉、鹅肉等，水产品中的鲳鱼、青鱼、鳙鱼、鲢鱼、黄鱼、鲤鱼、鲫鱼等，以及木耳、蘑菇、银耳、白砂糖、蜂蜜、牛奶、豆腐等，这些食物都是甘味食物。

甘味具有补益强壮的作用，气虚、血虚、阴虚、阳虚等的人较适合食用。

三、苦味食物

具有清热、燥湿、健胃、止咳平喘等作用的食物，大多是属于苦味性质的。常见的苦味食物有苦瓜、苦菜、卷心菜、香椿、杏仁、白果、桃仁、海藻、淡豆豉、荷叶、茶叶、猪肝等。

苦味食物较适宜于热病烦渴、中暑、目赤、疮疡浮肿等患者食用。例如，苦瓜能清热、健胃；莴苣能清热利尿、通乳等。

四、咸味食物

具有软坚散结、泻下等作用的食物，大多是属于咸味性质的。常见的咸味食物有小米、大麦、猪肉、猪肾、猪血、猪心、猪蹄、海蟹、海参、鲤鱼、龟肉、苋菜、海带、紫菜、大酱、食盐等。

咸味食物较适宜于痰热咳嗽、小儿积滞、大便燥结以及体内结节、肿块等患者食用。例如，海带能消痰软坚，海蛤能清肺化痰、软化坚硬、消散结块。

五、辛味食物

具有发汗解表、行气、活血、化湿、开胃等作用的食物，大多是属于辛味性质的。例如，生姜能发汗，韭菜能暖胃、增进食

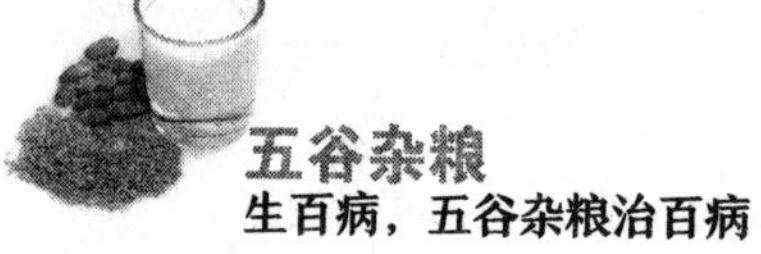

欲，胡椒能开胃，所以它们都是辛味的。此外，日常生活中常见的辛辣、芳香类食物，如辣椒、葱、洋葱、蒜、芥子、芥菜、香菜、白萝卜等，也都是辛味的。

一般来说，感受风寒或风热的人，可适当选择辛味食物以利于逸散外邪；因寒凝气滞引起胃痛、腹痛、痛经者，可选择辛味食物以利于行气散寒止痛；风寒湿患者也应选择辛味食物，以辛散风寒、温通血脉。

综上所述，每种食物都有其特定的性味，不同的性味对身体的作用和功效不同。所以，什么情况下该吃什么食物是有讲究的，只有掌握了食物的四性和五味，才能做到“想吃就吃”、“越吃越健康”。

五谷杂粮的五味

五味	功效	代表食物	对应器官
酸	酸味食物可以刺激唾液分泌，生津、养阴、收敛、固涩，有益于心脏和肌肉，但过食易引起消化不良和牙齿、骨骼的损伤	酸枣	肝
甘	甘味食物能补、能缓、能和，具有滋养补虚、缓和痉挛、止痛镇痛的功效，内脏下垂、肌肉下垂者尤适宜食用甘味食物	糯米	脾
苦	苦味食物可以清火去热、醒脑提神、除烦静心、止痛镇痛，四季皆可食用，尤其可作为夏季的消暑祛湿佳品	杏仁	心
咸	咸味食物的主要特征是软和补，具有软坚散结、润肠通便、消肿解毒、补肾强身的功效。但过食易导致高血压、高血脂等症	黑豆	肾
辛	辛味食物具有促进新陈代谢、加快血液循环、增强消化液分泌的作用，可发散、行气、活血。但过食易导致津液损伤、上火	开心果	肺

食物的“五色”

每种食物有不同颜色的外衣，颜色不同，食物的养生功效也大为不同。因为根据中医五色理论，五色与五脏相对应：五色主要指青、赤、黄、白、黑五种颜色；其中青色食物主养肝，赤色即红色食物主养心，黄色食物主健脾，白色食物主养肺，而黑色食物则主强肾。

一、青色（绿色）食物：五行属木

五谷杂粮中的青色代表食物有：绿豆、青豆、扁豆等。

绿色的食物多见于蔬菜，例如，各种绿叶菜、苜蓿、西蓝花、青椒、青豆、丝瓜、青瓜等。而在水果中，时而也能见到绿色的影子，例如，绿色的猕猴桃、番石榴、橄榄、青苹果、青梅、绿葡萄等。此外，众多草本植物更是自然呈现盎然绿色，如绿茶、薄荷、芦荟等。

绿色食物蕴含了大量人体必需的矿物质以及膳食纤维，并有利于肝脏健康的叶绿素和多种维生素，被誉为“生命元素大本营”。另外，还能保持体内的酸碱平衡，在压力中强化体质。常吃绿色食品还可以舒缓精神压力，并能预防偏头痛等疾病。除此之外，绿色食物还为人体提供多种健康保护。

（1）含有大量的叶绿素，可有效地清体排毒，改善血液质量和减少身体异味。

（2）所含大量的纤维素，能清理肠胃，防止便秘，减少直肠癌的发病率。

（3）含有丰富的叶酸，可有效地消除血液中过多的同型半胱氨酸，从而保护心脏的健康。

（4）富含钙质，某些绿色食物含钙量比牛奶还多，常食利于强健骨骼。

（5）含有大量的植物营养素，具有强大的抗氧化功能。如丰富的叶黄素和玉米黄质，保护眼睛免受紫外线的损害。而存在于十字花科蔬菜（西蓝花、卷心菜等）中的异硫氰酸酯，可刺激肝脏加快对体内致癌物的降解。

二、红色食物：五行属火

五谷杂粮中的红色代表食物有：红豆、大枣、红腰豆等。

在天然食物中，红色食物主要是豆类、水果、蔬菜等植物性食物和一些动物性食物。

植物性红色食物主要是豆类、水果、干果、蔬菜，有红豆、红枣、西红柿、胡萝卜、西瓜等。植物性红色食物富含维生素A、B族维生素、维生素C、维生素D和胡萝卜素，铁、锌、铜等微量元素以及果胶等。例如，红枣所含维生素C极丰富；红萝卜所含营养素全面而又丰富，含蛋白质、碳水化合物、维生素和微量元素都较多，尤其含胡萝卜素为蔬果中之冠。

动物性红色食物主要是猪、牛、羊、鸡、鸭、鹅肉等各种肉类、禽类和鱼类，以及猪、牛、羊、鸡、鸭、鹅血等。红色动物性食物含有丰富的蛋白质、脂肪和维生素A、维生素D、B族维生素等，以及人体必需的铁、铜、锌等微量元素，海产品和鱼类还含有丰富的碘。动物性红色食物富含的蛋白质属优质蛋白质，在人类蛋白质来源中为不可取代的一类，但所含脂肪则多为饱和脂肪酸，多食对心血管有不利的一面；而动物性红色食物中的禽类和鱼类所含脂肪则是不饱和脂肪酸，尤其鱼类含长链较多的不饱和脂肪酸，多食对神经系统和心血管系统起着重要的保护作用。

红色食物一般具有温滋补身、补血功能，并能给人以醒目、兴奋的感觉，能刺激神经系统，提高食欲。

三、黄色食物：五行属土

五谷杂粮中的黄色代表食物有：南瓜、玉米、黄豆、甘薯等。

黄色食物富含维生素C，而维生素C是最好的抗氧化剂，具有延缓皮肤衰老的功能，黄色食物如玉米和香蕉等是很好的垃圾清理剂，因为玉米和香蕉有强化消化系统与肝脏的功能，同时还能清除血液中的毒素。

除了维生素C之外，黄色食物还富含维生素A和维生素D。维生素A能保护胃肠黏膜，预防胃炎、胃溃疡等疾病的发生。维生素D有促进钙、磷两种矿物元素吸收的作用，进而收到强筋壮骨之功效，对儿童佝偻病、青少年近视、中老年骨质疏松症等常见病有防治作用。

有研究称，多食黄色食物还可促进女性荷尔蒙分泌。人体会分泌75种以上的激素，它们在人体中扮演着各自的角色，体内荷尔蒙浓度高的女性比荷尔蒙浓度低的同龄女性看起来年轻很多。研究发现，平时的一日三餐中，经常吃一些黄色的食物，可以增强脾胃功能，改变寒性体质，利于代谢功能的增强，保持女性荷尔蒙的分泌能力。

黄色食物主要包括黄豆、花生和核桃等干果类，代表食物有菠萝、竹笋、玉米、香蕉、南瓜、藕、柠檬、黄花菜、橘子、橙子、木瓜、枇杷、白果等。

黄色食物对人的饮食食欲有促进效应，使人感觉味浓而爽口。另外，黄色的食物能帮助培养开朗的心情，同时让人集中精神。

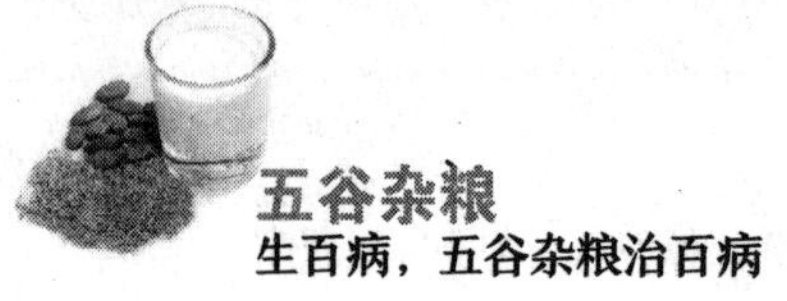

四、白色食物：五行属金

五谷杂粮中的白色代表食物有：山药、杏仁、百合、薏米等。

在天然食物中，白色食物主要是指谷类食物，还包括菱角、莲藕等淀粉类食物，以及冬瓜、甜瓜、竹笋、花菜、莴笋、豆腐、牛奶等。

粳米、面粉、甘薯等白色食物，主要成分是淀粉，在体内可分解为葡萄糖，是人体的结构成分和能量的主要来源。糙米和粗面粉中，其B族维生素含量可与红色食物相当。此外，白色食物给人一种质洁、鲜嫩的感觉，常食之对调节视觉与安定情绪有一定作用，对于高血压、心脏病患者益处也颇多。通常来说，白色食物如豆腐、牛奶等是钙质丰富的食物，所以，营养学家建议，平时经常吃一些白色食物能让我们的骨骼更健康。

也有人认为，白色食物能帮助减肥。这是因为，橙色、橘色、红色、金黄色等亮丽色彩的食物可以刺激人的食欲，如果你的餐桌上有这类颜色的食物，你就会不知不觉地多吃几口，这样很容易为肥胖埋下隐患。就拿吃水煮鱼来说，只看一看就非常有食欲了，虽然吃鱼不会增肥，但是吃了辣椒就会开胃，胃口好了，别的食物也会多吃，脂肪则在不知不觉中累积。而乳白色、白色的食物，如豆腐、茭白等对食欲有一定的抑制作用。除此之外，白色食物大多为低热量食品，甚至是超低热量食品，而且食物纤维含量丰富，能帮助肠道排泄废物，对减肥大有帮助。

白色食物还能防燥降火。中医认为，解除燥热多用润法，而根据五行五色的原理，不妨多吃一些白色食物。做菜时，可以选择白萝卜、白菜、冬瓜、百合、银耳、莲藕、莲子等。其中，白菜、萝卜这两种大众化蔬菜功效最好，可谓是最经济实惠的滋补品了。白萝卜含有多种维生素和矿物质，其中维生素C的含量比梨和苹果高出8～10倍；而白菜中含有丰富的维生素C、维生素E，可预防因燥热导致的皮肤干燥，其中的纤维素还可促使肠蠕动，预防便秘。吃水果时，梨则是“补水之王”，不但能够增加水分的摄入，还有利于补充维生素。但要注意的是，胃肠寒凉的人应少吃一些白色食物。

五、黑色食物：五行属水

五谷杂粮中的黑色食物代表有：黑豆、黑芝麻、黑枣、黑米、桂圆等。

黑色食物是指含有天然黑色素的动植物食品，无论是动物还是植物，由于含有天然黑色素，其色泽均呈乌黑或深褐色。如黑米、黑芝麻、黑木耳、香菇以及乌鸡等。

现代营养学认为，黑色食物的营养与保健功效是十分明显的。据测定，黑米中含有人体需要的18种氨基酸，还含有含量很高的铁、钙、锰、锌等微量元素与天然色素，经常食用可显著提高人体血色素和血红蛋白的含量，对心血管系统起保健作用，且有利于儿童发育、健脑，还有利于产后体质衰弱者的康复。

黑色食品的保健功效除与其所含的三大营养素、维生素、微量元素有关外，其所含黑色素类物质也发挥了特殊的积极作用。如黑色素具有清除体内自由基、抗氧化、抗衰老、降血脂、抗肿瘤、美容等作用。营养学家认为，黑色食品不仅给人们质朴、味浓、壮实的食欲感，而且经临床实践证明，经常食用这些食物，可调节人体生理功能，刺激内分泌系统，促进唾液分泌，有促进胃肠消化与增强造血的功能，提高血红蛋白含量，并有滋肤美容、乌发作用，对延缓衰老也有一定的功效。

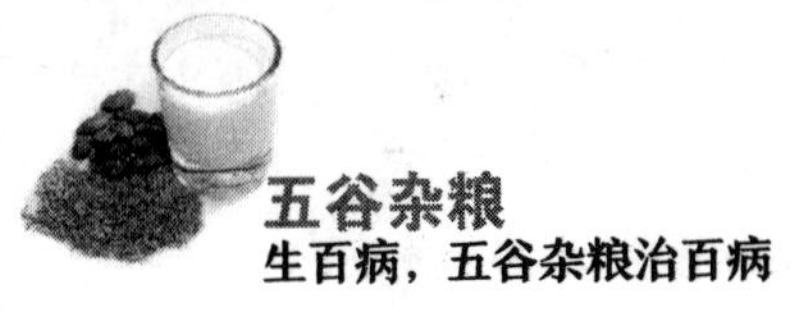

根据体质吃五谷杂粮

所谓“体质”，指的就是机体素质，是指人体秉承先天（指父母）遗传，同时受后天多种因素影响所形成的与自然、社会环境相适应的功能、形态上相对稳定的固有特性。它反映机体内阴阳运动形式的特殊性，这种特殊性由脏腑盛衰所决定，并以气血为基础。

祖国医学一贯重视对体质的研究，最早的记载是在两千多年前成书的《黄帝内经》里，后来，张仲景、王叔和、孙思邈等医学大家都对体质学说进行了深入的探讨，并应用在临床实践中，强调营养补充必须要根据人的体质不同而有所区别。

2009年4月9日，《中医体质分类与判定》标准正式发布。该标准是我国第一部指导和规范中医体质研究以及应用的文件，书中将中国人的体质分为九个类型。体质影响着我们的健康，要想有一个好身体，就应该了解它们，而当我们了解了各种体质的特征后，就可以进行饮食调理，从而来指导人们科学饮食。

一、阴虚体质

阴虚体质的人大多体形偏瘦，体内阴液亏少，经常会感到口燥咽干、手足心热。拥有这种体质的人大多性情急躁，外向好动，性格活泼。阴虚体质的人耐寒不耐热，平时喜爱喝冷饮，容易出现失眠、精神不振等症状。

在阴虚者的体内，就如同有一个小火炉一样，随时都在蒸发着体内的阴液，所以阴虚体质者平时应该多食用甘凉滋润的食物，这样可以滋补肝肾，如糯米、绿豆、瘦猪肉、猪蹄、鸭肉、鹅肉、鳖、乌龟、黑鱼、海参、海蜇、鸡蛋、豆腐、金针菇、枸杞、莲藕、冬瓜、苦瓜、丝瓜、黄瓜、西瓜、石榴、葡萄、荸荠、梨、苹果、甘蔗、燕窝、百合、银耳、黑芝麻、蜂蜜等都是很不错的滋阴食品。

对于那些会损耗阴液的烤炸、辛辣或性温燥烈的食物，如狗肉、羊肉、雀肉、獐肉、锅巴、炒花生、炒黄豆、炒瓜子、爆米花、荔枝、桂圆肉、佛手柑、杨梅、大蒜、韭菜、芥菜、辣椒、薤白、生姜、砂仁、肉桂、草豆蔻、花椒、白豆蔻、大茴香、小茴香、丁香、薄荷、白酒、香烟、红参、肉苁蓉、锁阳等要忌食或少食；高热量的巧克力等食物也尽量不要食用，同时还要戒掉烟酒。

适当服用一些中药药膳对于阴虚体质者也是十分有益的，比如银耳、燕窝、冬虫夏草、阿胶、麦冬、玉竹可使皮肤光洁，减少色斑。到了秋天，空气很干燥，用沙参、麦冬、玉竹、雪梨煲瘦猪肉，对阴虚者是上等的疗养食物。

推荐五谷杂粮：糯米、绿豆、百合、荸荠等。

二、阳虚体质

阳虚体质的人一般不会拥有结实的肌肉，他们往往畏寒怕冷、手足发凉。这种体质的人大多性格沉静、内向。他们往往喜欢比较热的饮食，平时容易精神不振，身体容易出现肿胀、泄泻、风寒感冒等病症。

阳虚体质的人平时应多食用温热性的食物，有利于为身体补充阳气。温热性的食物包括：荔枝、榴梿、樱桃、桂圆肉、板栗、大枣、核桃、腰果、松子等果品；生姜、韭菜、辣椒、南瓜、胡萝卜、山药、黄豆芽等蔬菜；羊肉、牛肉、狗肉、鹿肉、鸡肉、虾、黄鳝、海参、鲍鱼等肉食；还有麦芽糖、红茶、花

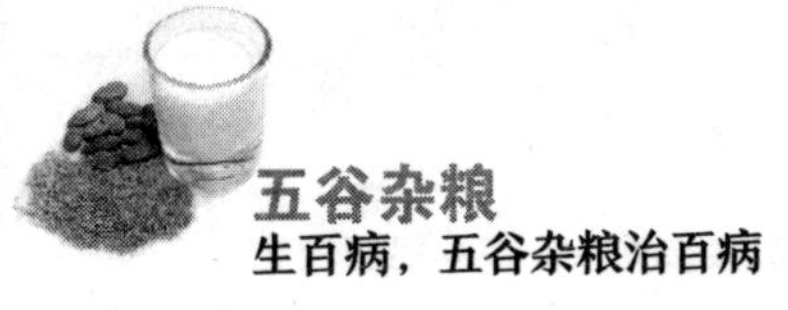

椒、姜、茴香、桂皮等调味品。

阳虚体质者受寒性食品的影响较大。在饮品方面，冰镇饮料、冰镇果汁和新鲜椰子汁都属于生冷饮品；水果和蔬菜方面，则包括柑橘、柚子、香蕉、西瓜、甜瓜、火龙果、马蹄、梨、柿子、枇杷、甘蔗、苦瓜、黄瓜、丝瓜、芹菜、竹笋；其他像绿豆、绿茶、海带、紫菜、田螺和螃蟹等也都属于生冷食品。少吃这些食品有利于保住体内的阳气。如果非吃不可的话则要注意，一是量少；二是可以配温热食物；三是蔬菜尽量不要凉拌生吃，最好在开水中烫一下或者是进行炖、蒸、煮后再吃。

推荐五谷杂粮：板栗、大枣、核桃、腰果、松子等。

三、气虚体质

气虚体质的人性格较为内向，平时不喜欢冒险，这种人说话语音低弱，气短懒言，很容易便会感到疲乏，也很容易出现精神不振、容易出汗等生理特征，这种人耐受风、寒、暑、湿的能力较强，平时容易患感冒、内脏下垂等病，并且病后康复缓慢。

气虚体质在饮食方面要注意忌冷抑热，平时最好多吃一些甘温补气的食物，如粳米、糯米、小米等谷物都有养胃气的功效。山药、莲子、黄豆、薏米、胡萝卜、香菇、鸡肉、牛肉等食物也有补气、健脾胃的功效。人参、党参、黄芪、白扁豆等中药也具有补气的功效，用这些中药和具有补气的食物做成药膳，常吃可以促使身体正气的生长。

中年女性是较为常见的出现气虚症状的人群，平时可常吃大枣、南瓜，多喝一些山药粥、鱼汤等补气的食物，注意摄入各种优质蛋白，对补气都大有好处。气虚往往和血虚同时出现，因此在注重补血的时候，更要注意补气，以达到气血平衡。

除此之外，气虚者还要注意，山楂、大蒜、萝卜缨、芫荽、芜菁、胡椒、荜茇、紫苏叶、薄荷、荷叶等耗气食物是不适合食用的，如果过量食用的话，体质会变得越来越糟糕。

推荐五谷杂粮：大枣、山药、莲子、黄豆、薏米、南瓜、白扁豆等。

四、痰湿体质

痰湿体质的人体形肥胖，腹部肥满松软。这种人的性格比较温和、稳重，大多数痰湿体质的人都比较善于忍耐。他们经常会出现面部皮肤油脂较多、多汗、胸闷、痰多、口黏腻或甜等症状，同时痰湿体质的人还很喜欢进食肥甘甜黏的食物。他们对于梅雨季节以及湿重环境的适应能力较差。

对于痰湿体质的人来说，正是太多的大鱼大肉、精米白面造成了体内的痰湿，要想改变体质，必须要逆向而行，吃些适量的粗粮。

玉米、小米、红米、紫米、高粱、大麦、燕麦、荞麦等都属于粗粮。除了这些谷物，还有很多豆类，比如黄豆、绿豆、红豆、黑豆、芸豆、蚕豆等；另外，像红薯、土豆、山药，也属于粗粮。有些蔬菜如芹菜、韭菜，也都富含膳食纤维。

除此之外，痰湿体质者在进食的时候要遵循的养生原则是：入口的食物一定要清淡。同时，痰湿体质者不要吃太饱，吃饭不要太快；不适合吃太多的水果；适合多吃一些偏温燥的食物，如荸荠、紫菜、海蜇、枇杷、白果、大枣、扁豆、红小豆、蚕豆，还可以多吃点姜；痰湿体质的人应该少吃酸性、寒凉、腻滞和生涩的食物，尤其是酸的，如乌梅、山楂等更要少吃。

推荐五谷杂粮：玉米、小米、燕麦、黄豆、绿豆、红薯、土豆等。

五、血瘀体质

无论是胖人还是瘦人，均有可能是血瘀体质。这种类型的人由于血行不畅，会出现肤色晦暗、舌质紫暗等特征。平时容易出现烦躁、健忘的症状。这种人不耐受寒邪，容易出现肿块或者是出血症。

血瘀体质的人，以补肝养血、活血化瘀为主要原则，可多食具有活血、散结、行气、疏肝功效的食物；少食寒凉、收涩、油腻之物。日常饮食中最需要引起注意的便是少饮酒，因为酒虽然有活血作用，但是伤肝。活血短暂，伤肝永久，要论取舍，少喝为佳。

具有活血化瘀功效的食物有很多，果品类中最具有代表性的是山楂和金橘。山楂可以用于血瘀体质的调养。金橘无活血作用，但是能够疏肝理气，对于血瘀体质也具有一定的调理作用。

蔬菜中性温活血的有韭菜、洋葱、大蒜、桂皮、生姜等，适合血瘀体质者在冬季食用。但是如果吃后出现眼屎增多、眼睛模糊，就说明吃得太多，或不合时宜了。性凉活血的有生藕、黑木耳、竹笋、紫皮茄子、魔芋等，适合血瘀体质者在夏天食用。但是，由于血脉毕竟有喜温恶寒的特点，因此，不宜大量吃，或者需要配温性食物一起吃。

推荐五谷杂粮：黑豆、黄豆、大枣、糯米、开心果等。

六、湿热体质

湿热体质的人大多形体中等或者是偏瘦。这种人由于湿热内蕴，会出现面垢油光、口苦等湿热表现。平时容易心烦急躁，很难适应夏末秋初的湿热气候。

湿热体质者都会出现消化道的症状，如食欲不大，经常想呕吐，以及腹胀等症状。这是因为湿热之邪最容易侵犯的脏腑就是脾胃和肝胆，而脾胃和肝胆与消化、饮食都有着重要的关系。所以湿热体质者更要注意调整饮食结构，饮食和湿热之间相互影响，如果本身就是湿热体质，再加上饮食结构不合理的话，便会加重湿热的各种症状，甚至还会引发不可救治的疾病。

湿热体质者最忌讳烟酒和甜食，燥湿散热助排毒。湿热的饮食应定时定量，少食多餐，不宜过饱。少食多餐可刺激胆汁分泌。在饮食结构上，应保持低脂肪、低胆固醇、高碳水化合物。

在主食上，湿热体质要多吃五谷，如小麦、荞麦、粳米、高粱皮、刀豆、麦芽、豌豆、大豆及其制品等。

多食蔬菜，比较适合的蔬菜有萝卜、佛手瓜、薤白、甘蓝、大头菜、韭菜、茴香、大蒜、紫苏、松蘑、香菇等。其中萝卜既有利胆作用，又能促进脂肪的消化与吸收，是湿热体质者的最佳选择。

应补充水果或果汁，这样既利于稀释胆汁，又可以弥补炎症所造成的津液和维生素损失。比较适合湿热体质的水果包括柑橘、猕猴桃、柚子、荔枝、柠檬、山楂等。

湿热体质者在饮食过程当中要注意忌食辛辣、咖啡、浓茶等刺激品，少食肥甘厚味的食物。严格控制油炸食品、动物内脏、蛋黄的摄入量。

推荐五谷杂粮：红豆、蚕豆、扁豆、花生、茯苓、大枣、山药、薏米等。

七、气郁体质

气郁体质的人大多形体瘦弱、神情抑郁、情感脆弱，这种人的性格往往内向不稳定、敏感多虑，对精神刺激和阴雨天气的适

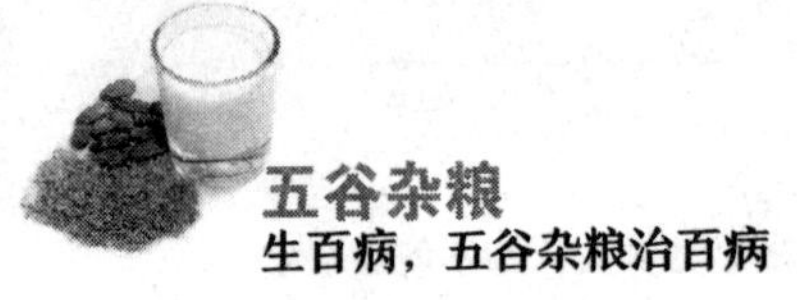

应能力均较差，容易患上脏躁、梅核气、百合病及抑郁症等病症。

由于人的情绪是与肝的功能息息相关的，所以气郁体质者在补充营养的时候，一定要注意多进食一些能够补充肝血的食物。

气郁体质者可以多吃一些具有行气效果的食物，如佛手、橙子、柑皮、香橼、荞麦、韭菜、大蒜、高粱、豌豆等，以及一些活气的食物，如桃仁、油菜、黑大豆等，醋也可多吃一些。忌食辛辣、咖啡、浓茶等刺激品，少食肥甘厚味的食物。

另外，气郁体质的人是最怕不吃早餐的。不吃早餐会影响肝胆功能。肝胆主气机舒畅，气顺不顺、消化好不好、大便通不通、情绪畅不畅，都和肝胆的功能状态有关。如果总是胆汁该排泄的时候不能排泄，就会严重影响肝胆疏泄条达。所以气郁体质者首先要做到的，便是要保证按时进食早餐。

推荐五谷杂粮：大麦、荞麦、高粱、刀豆、百合、山药、开心果等。

八、特禀体质

特禀体质者先天失常，以生理缺陷、过敏反应等为主要特征。

生活中，我们总能遇到这样一类人：有些是很容易对气味、花粉、季节、药物、食物过敏，即使不感冒也经常鼻塞、打喷嚏、流鼻涕，很容易患哮喘；有些是皮肤很容易起荨麻疹，常因过敏出现紫红色的瘀斑、瘀点，皮肤常一抓就红，并出现抓痕。

其实，上述这类人群就是我们常说的特禀质人群。他们属于因先天禀赋不足和禀赋遗传等因素造成的一种特殊体质，包括先天性、遗传性的生理缺陷与疾病、过敏反应等。

特禀体质者在呼吸系统及皮肤上反映出来的症状，源头往往是在肺脏。也就是说，这种体质养生，需要从肺上下功夫。《黄帝内经》指出：形体受寒，又饮冷水，两寒相迫，就会使肺脏受伤，进而发生喘、咳嗽等病变。

所以，特禀体质人群一定要离“寒”远一点。不仅在身体防寒保暖方面，在饮食方面更需要注意，尽量不要吃寒性食物。

常见的寒性食物主要有猕猴桃、苦瓜、番茄、荸荠、菱肉、百合、藕、竹笋、鱼腥草、马齿苋、蕨菜、荠菜、香椿、莼菜、黑鱼、鲤鱼、河蟹、泥螺、海带、紫菜、田螺、河蚌、蛤蜊、桑葚、甘蔗、梨、西瓜、柿子、香蕉等。

此外，过敏体质人群想改善体质还可以多吃鸡和鸭等温补类食物，水果、干果方面像桂圆、荔枝等，都有一定的滋补功效。

推荐五谷杂粮：荔枝干、桂圆干、板栗、核桃、腰果、大枣等。

九、平和体质

平和体质的人，通俗地说就是非常健康的人。他们不易生病，生活规律，情绪稳定，对于环境和气候的变化适应能力也比较强，即使生病了，也很容易治愈。对于这类人，“养生之道，莫先于食”。

对于平和体质者来说，本身就已经平和了，就不必再用什么“补药”对身体进行补益，只要通过正常的膳食进行营养补充就可以了。古代医学家和养生学家都强调，饮食合理搭配，主食做到粗细混食，粗粮细做，干稀搭配；副食最好荤素搭配，忌偏食或饮食单调。同时，饮食宜清淡，不宜过咸。应顺应四时变化，保持自身与自然界的整体阴阳平衡。也可酌量选食具有缓补阴阳作用的食物，以增强体质。

推荐五谷杂粮：各类皆宜，顺应季节食用即可。

根据年龄吃五谷杂粮

中医学认为，根据每个人的年龄不同，所遵循的饮食原则也各不一样，应有针对性地选择相应的食物，只有这样才能满足机体健康成长的需求。

一、60岁以上的老人

60岁以上的老人处于体力、智力和精力的疲惫期，是人体各器官功能逐渐衰弱的时期，容易患癌症、心脏病和中风。这时的饮食要以量少、质优、营养且易吸收为主，同时不能过于精细，否则容易出现老年性便秘，而燕麦等粗粮富含的纤维素会与体内的重金属和食物中的有害代谢物结合，使其排出体外；此外，还要注意食用一些具有抗氧化功能的食物，如葵花子、核桃等，以起到软化血管、预防阿尔茨海默病的作用。还有，老年人容易发生钙代谢的负平衡，甚至出现骨骼脱钙、骨质疏松以及骨折等现象。因此，老年人膳食中增加含高钙的食品（如豆类），是很有必要的。

推荐五谷杂粮：玉米、山药、红薯、大豆、核桃、松子。

二、45岁至60岁的中年人

中年人处于体力、智力和精力的稳定期，各机能呈稳定至逐渐下滑的状态，这一时期要留心血压、血脂的状态，可以通过有目的的食用粗粮调理和补充营养。

中年人除了注意饮食低盐清淡外，还可多食用豆类和干果类食物，因其含有丰富的钾元素，可以帮助调节血压。如妇女到了绝经时，可多食豆类产品，大豆含有的植物性雌激素——异黄酮素，可以帮助更年期的女性减轻更年期症状，延缓衰老，还能把骨损耗减轻到最低程度。

推荐五谷杂粮：大豆、糙米、豌豆、芋头、松子。

三、18岁至45岁的青年人

青年人正值体力、智力和精力的充沛期，同时也承担着工作、家庭、社会各方面的负担与压力。一般青年人的饮食主要以谷物为主，同时注意粗细搭配，补充各方面的营养，以及尽量避免食用高能量、高脂肪、低碳水化合物的食物等。尤其年过35岁之后，新陈代谢率开始放慢，应少食高甜度的食物，多食粗杂粮、各种干果、大豆、新鲜水果等。

但同时要注意的是，久食、多食粗粮会影响人体机能对蛋白质、无机盐和某些微量元素的吸收，甚至影响到生殖能力。如长期过多进食高纤维食物，会使人的蛋白质补充受阻，脂肪摄入量大减，微量元素缺乏，以至造成骨骼、心脏、血液等脏器功能的损害，降低人体的免疫能力。所以这个年龄段的人，每周吃粗粮天数不要超过三天，或者喝一些粗粮制作的饮料也比较合适。

推荐五谷杂粮：大米、小麦、各种豆类、腰果、大枣、桂圆。

四、11岁至17岁的少年

少年期是人体各方面，如体力、智力、精力快速成长的时期，需要丰富的营养尤其是大量的蛋白质补充。大豆蛋白中含有人体必需的氨基酸和营养素，将大豆与米面混吃，可以起到很好的营养互补作用。此外，每天吃20克左右的坚果，对生长发育很有好处。

推荐五谷杂粮： 各种豆类、核桃、黑芝麻、瓜子、高粱。

五、3岁至10岁的儿童

儿童处于快速生长发育阶段，大脑的发育日趋完善，而消化功能还没有完全成熟，加之儿童随年龄增长，逐步过渡到可以部分独立生活，由于活动量增大了，活动内容丰富了，所以，营养素的需求也就增多了，其中以蛋白质和维生素的需求量最大。

只有提供足够的蛋白质才能满足儿童成长的需要，而谷类、豆类、动物性食物是蛋白质的主要来源。比起精白米面，杂粮的营养价值不容忽视，能增进食欲，促进消化，维护儿童神经系统的正常发育，但要注意的是，儿童主食应以精白米面为主，杂粮为辅。另外，如果孩子不是很喜欢吃粗粮，那么可以选择粗细搭配的食物，比如表面撒了一层麦麸的面包。

推荐五谷杂粮：小米、黑米、玉米、大豆、大枣。

五谷杂粮的吃法

作为膳食宝塔的根基，五谷杂粮是最好的基础食物，也是最直接、最便宜的能量来源。营养学家证明，一个成年人每天只要摄入250～400克谷物，就能够有效地预防一些慢性病的产生。

对于如何把各种各样的五谷杂粮中的营养效用发挥得淋漓尽致，俗话说，“适合的才是最好的”，其实它们都有各自的最佳制作方式。

一、糙米适合做粥

糙米的胚芽中含有丰富的维生素和纤维素，上班族常吃糙米，能够起到降低脂肪和胆固醇的作用。糙米中锌的含量也比较多，而锌元素能够改善皮肤粗糙，使皮肤更加细致润滑。

有时我们在饭店能吃到一种与自己在家中制作的白粥口味不同的米粥，虽然它看起来也是由大米煮制，但是吃进嘴里的味道和闻到的气味都比白粥要好，这就是糙米粥。

上班族在超市中就可以买到糙米，好的糙米看起来是黄褐色或者浅褐色的，凑近能闻到它散发的淡淡香味。顾名思义，糙米就是粗糙的米，用糙米煮粥之前，最好先把糙米用清水浸泡半个小时左右，等它软化，然后用和正常的米粥同样的方法煮就可以了。

普通人食用糙米粥能够帮助消化系统运动和促进营养吸收，还能刺激胃液的分泌。但糖尿病患者直接喝糙米粥可能会引起血糖的突然增高，所以要禁食。

二、高粱适合做点心

无论是做粥还是做饭，直接用高粱米都显得粗糙，但是把高粱磨成面粉做成点心，就变得细腻了。最适合高粱米的做法是高粱粑点心，把高粱米磨成的粉加入鸡蛋、白糖和水，搅拌到黏稠，再揉成面团，把高粱面团按在砧板上，按平入锅，蒸熟，撒上芝麻，下油锅稍微一炸就可以食用了。

对于一些胃肠功能不好的老人和小孩来说，食用高粱粑可能不好消化，可以制作高粱羹。在平时煮的粥中撒上一点点高粱，可以让粥增加一些丰润的口感。

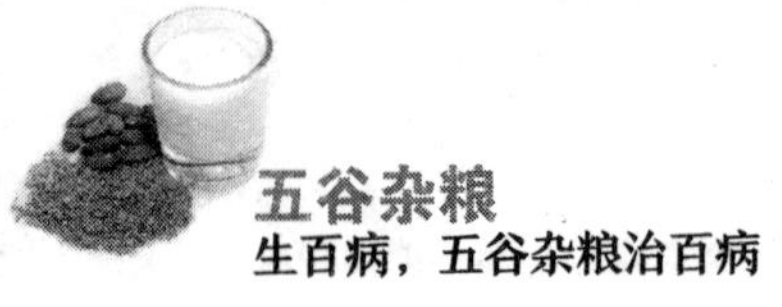

三、薏米煲汤最滋补

薏米像米更像果仁，所以也有很多地方叫它薏米。饱满的薏米清新黏糯，很多人都喜欢吃。在中医学中，薏米能够清热、润肺、强筋、健骨、健脾胃、祛水肿、祛风湿。

对女性朋友们来说，薏米是非常好的滋补品，大量的维生素B_1能够让女性的皮肤光滑美白，还能起到抗子宫癌的作用。

薏米性微寒，所以尽量不要单独煮粥吃，应该与温补的食物一起煲汤。上班族可以把薏米和排骨、鸡肉一起炖煮，能起到滋补的效果。薏米不容易消化，所以尽量不要多吃，尤其是老人、儿童以及胃寒、胃炎的人。

四、荞麦适合做面条

荞麦面是一种灰黑的面粉，虽然它的外表其貌不扬，营养价值却很高。荞麦面有着各种各样的食用方法，不过人们最为习惯的还是用它做面条。

荞麦的蛋白质比大米和面粉都高，但是在做荞麦面条的时候，也有一些值得注意的地方。荞麦面性凉，容易伤胃，荞麦面条最适合的搭配就是用肉末和黄瓜一起凉拌，更容易消化。黄瓜能让荞麦面清爽不腻，肉末最好采用羊肉末，羊肉温暖养胃，和荞麦是很好的搭配。

荞麦面条虽然好吃，但是并不适合早餐和晚餐，容易让胃部受损，或者不容易消化，每次不应食用过多，适量原则最好。

五、糯米最适合做醪糟

糯米可以用来煮粥，也可以用来做汤圆，但是最健康的做法还是把它做成醪糟酒酿。糯米有助消化、安神的功效，这些效果在糯米做成醪糟酒酿以后更加突出而且方便食用。

用糯米、薏米、莲子粗粉、山药粗粉、芡实米、茯苓粗粉、酒酿曲适量混合在一起，将拌匀的原料放入搪瓷盆中，加水适量，在笼屉中蒸1小时，拿出放冷，拌入酒酿曲，把盆放在约25℃的环境中36～48小时，原料即发酵成为酒酿。如果爱吃甜的可以加一些冰糖，醪糟酒酿可以在中午和晚上服用，不但帮助消化，而且镇静安神，也会让胃觉得很舒服。

此外，薏米健脾利湿，莲子和山药补脾益肾，茯苓补气，各种原料相配，补虚强身。做成的醪糟酒酿实在是最营养健康的搭配。

六、燕麦八宝饭好瘦身

燕麦通常被人们用来泡在牛奶中食用，其实偶尔用燕麦做一做八宝饭，更能起到美容养颜、延缓衰老的作用。

燕麦中含有多种酶，不但能抑制老年斑的形成，而且能延缓人体细胞的衰老，是上班族心脑血管疾病患者的最佳保健食品。燕麦丰富的可溶性纤维可促使胆酸排出体外，降低血液中胆固醇含量，减少高脂肪食物的摄取，也因可溶性纤维会吸收大量水分，饱腹感很强，上班族经常食用，减肥瘦身的效果特别好。

八宝饭有充足的食物膳食纤维和碳水化合物，适合人们当做主食食用。燕麦八宝饭是把燕麦、黑糯米、长糯米、糙米、白米、大豆、黄豆、莲子、薏米、红豆等加水浸泡1小时，煮熟即可。

第二章

谷类：粥饭当家，五谷为主

主食，尤其是稻谷类主食永远是餐桌上的营养将帅，然而所谓稻谷也不仅仅有水稻、小麦这么单一。稻谷类家族庞大，除水稻、小麦外还有荞麦、燕麦、黑米、高粱等，且每一种所含营养物各有特点，有很强的互补作用。因此越是能将主食吃出花样，越有可能吸收到更为丰富的营养。

小　麦

小麦是小麦属植物的统称，它是一种在世界各地广泛种植的禾本科植物，在粮食作物中的总产量居世界第二，仅次于玉米。

小麦磨成面粉后可制作面包、馒头、饼干、蛋糕、面条、油条、油饼、烧饼、煎饼、水饺、煎饺、包子、馄饨、蛋卷、方便面、年糕、意式面食、古斯米等食品；发酵后可制成啤酒、伏特加。

【营养价值】

小麦富含蛋白质、脂肪和糖类，其所含钾、钙、镁、铁、锰等矿物质都比大米高，硒的含量比大米高15倍，还含有B族维生素（如维生素B_1、维生素B_2、维生素B_6）等。它所含碳水化合物约占75%，蛋白质约占10%，是补充热量和植物蛋白的重要来源。此外，小麦胚芽里所含的食物纤维和维生素E也非常丰富。

【保健功效】

小麦不仅是供人营养的食物，也是供人治病的药物。《本草再新》把小麦的功能归纳为四种：养心，益肾，活血，健脾。《医林纂要》又概括了小麦的四大用途：除烦，止血，利尿，润燥。对于更年期妇女，食用未精制的面粉还能缓解更年期综合征。

现代医学发现，进食全麦可降低血液循环中的雌激素的含量，从而起到防治乳腺癌的功效。同时，小麦粉（面粉）还具有很好的嫩肤、除皱、祛斑等功效。

【饮食宜忌】

宜：小麦适宜因心血不足而致的失眠多梦、心悸不安、多呵欠、喜悲伤者食用；患有脚气病及末梢神经炎者亦宜食小麦，均以全麦食品为佳。

忌：小麦人人皆可食，唯糖尿病患者不宜食精面粉，可吃含麦麸较多的粗面粉或全麦食品。

【健康食谱】

拔丝苹果

原料：苹果2个，面粉400克，白糖250克，水淀粉100克，色拉油适量。

制法：

1.苹果去核、去皮，切成1厘米见方的块，先用水淀粉滚拌，再蘸上干面粉，反复滚蘸2遍。

2.置锅上火，加油烧至七成熟，下入苹果块，炸至金黄色时捞出控油。

3.锅内留底油，加入白糖熬至黏稠状，下入苹果块快速颠翻，使糖汁裹匀苹果，装盘即可。

功效：此菜甜糯可口，有缓解神经紧张的作用。

大 麦

大麦是有稃大麦和裸大麦的总称，为禾本科植物大麦的种仁。一般有稃大麦又称皮大麦，其特征是稃壳和籽粒粘连；裸大麦的稃壳和籽粒分离，称裸麦，青藏高原称青稞，长江流域称元麦，华北称米麦等。

【营养价值】

大麦营养成分极其丰富。每100克含水分11.9克，蛋白质10.5克，脂肪2.2克，碳水化合物66.3克，粗纤维6.5克，灰分2.6克，钙43毫克，磷400毫克，铁4.1毫克，硫胺素0.36毫克，核黄素0.1毫克，烟酸4.8毫克。

据研究，大麦中含有丰富的蛋白质、脂类及糖类，在大麦胚芽中的维生素B_1的含量比小麦更多，因此对幼儿、老人、维生素B_1缺乏者或是预防脚气病都有很好的效果。

【保健功效】

《本草纲目》记载："大麦味苦咸凉，有清热水，和胃宽肠之功效。"大麦对腹泻、烫伤、水肿患者都有益，也适合胃气虚弱、消化不良、食欲不振与产后乳房胀痛者食用。大麦还含有大量的膳食纤维，不仅可刺激肠胃蠕动，达到通便作用，还可抑制肠内致癌物质产生，降低血中胆固醇，预防动脉硬化。另外，其富含的钙对孩童的生长发育起着良好的作用。

现代医学证明，大麦中的β-葡聚糖具有预防结肠癌、降低胆固醇、降血糖的作用。大麦中的生育酚具有抗肿瘤、抗氧化、抗衰老、降低胆固醇等作用。青稞中的类黄酮有调节毛细血管的脆性与渗透性，保护心血管系统、清除自由基、抗肿瘤、抗肝脏毒、抗炎、抗菌及抗病毒、解痉挛等作用。

【饮食宜忌】

宜：一般人都可以食用，尤其适合高血压、脾胃气虚、倦怠无力之人食用。

忌：消化不良者和遗尿患者忌多食。

【健康食谱】

鸡肉糁

原料：净肥老母鸡1只（约1千克），大麦仁200克，水、葱、姜、细药料包、酱油、盐、胡椒粉、面粉等各适量。

制法：

1.甑锅加水和老母鸡旺火烧沸，撇去浮沫，下入大麦仁、料包、葱、姜小火煮，鸡熟捞出晾凉；鸡肉撕成丝放碗中。

2.鸡骨架放入锅中同麦仁等用小火煮。

3.鸡汤捺去骨架、葱、姜、药包，下入酱油、盐，以稀面水勾成薄羹，盛入放有鸡丝的碗中，浇入醋、香油即成。

用法：每日早、晚饮用，可多食。

功效：对人体具有补中益气、温中补阳、健脾养胃、美容养颜、祛风湿、治心腹冷痛、通气消渴之功效。

玉　米

玉米，也叫玉蜀黍，又叫苞谷、苞米、棒子，闽南语称作番麦，是一年生禾本科草本植物，也是全世界总产量最高的粮食作物。在我国，有些地区以它当主食，它是粗粮中的保健佳品。

【营养价值】

玉米的营养价值低于其他谷物，蛋白质含量也低，并缺乏菸草酸，但玉米中含有丰富的钙、镁、锌、铜、锰、钴、硒等矿物质和微量元素，尤其含有人体极其需要的微量元素；又含有维生素B_1、维生素B_2、烟酸等，所含亚油酸及维生素E更是比大米高10倍。

【保健功效】

玉米可预防高血压、动脉硬化、泌尿结石等病，而且具有良好的抗癌作用。美国医学界的人士指出，粗磨玉米面中含有的大量氨基酸，对抑制癌症有显著效果。玉米中的谷胱甘肽，在硒的参与下生成谷胱甘肽氧化酶，能使化学致癌物质失去活性。玉米中含硒蛋白质的抗过氧化作用比维生素E要高出500倍。目前，硒元素已被国际公认为一种抗癌的微量元素，玉米中镁的含量也很可观，镁元素同样是一种保护人体免受癌症侵袭的重要物质。

玉米有长寿、美容的作用。玉米胚芽所含的营养物质能增强人体新陈代谢，调整神经系统功能，可起到使皮肤细嫩光滑，抑制、延缓皱纹产生的作用。

玉米有调中开胃及降血脂的功效。玉米须有利尿降压、止血止泻、助消化的作用。

【饮食宜忌】

宜：一般人皆可食，比较适宜动脉硬化、原发性高血压、高脂血症、冠心病等患者以及慢性便秘、记忆力减退等人食用；亦适宜癌症患者及中老年人食用。

忌：以玉米为主食易患糙皮病；凡干燥综合征、糖尿病及阴虚火旺等患者不宜食玉米。

【健康食谱】

玉米木瓜粥

原料：木瓜600克，鲜奶1杯，糖50克，玉米粉3汤匙。

制法：

1.木瓜去核、去皮、切粒。

2.两杯开水加糖，放入木瓜粒，再加入鲜奶煮；用小半杯开水匀开玉米粉，逐步加入奶露中，最后煮至成稠状即可。

用法：每天1～2次。

功效：丰胸润肌。

大　米

大米又称粳米，是由稻子的籽实脱壳而成。大米是我国人民特别是南方居民的主食，无论是家庭用餐还是去餐馆，米饭都是必不可少的。

大米除了可煮饭、熬粥食用外，也可做成米粉、炒米或锅巴食用。

【营养价值】

大米含有人体必需的淀粉、蛋白质、脂肪、维生素B_1、维生素B_2、烟酸、维生素C及钙、磷、铁等营养成分，可以提供人体所需的营养、热量。

大米中的蛋白质主要是米精蛋白，氨基酸的种类比较完全，人体容易消化吸收，但赖氨酸含量较少，而糙米中的无机盐、膳食纤维、维生素E、B族维生素（尤其是维生素B_1）含量都比精米高。

【保健功效】

中医认为，大米性味甘平，具有健脾养胃、补血益气、益精强志、补五脏、通血脉、聪耳明目、止烦、止渴、止泻的良好功效。

米饭，尤其是糙米饭，可以预防脚气病和皮肤粗糙症。

米粥和米汤能生津止渴，补脾益胃，又可增液填精，人人皆可食，尤其适宜老人、小孩、产妇、患者及身体虚弱者食用。

【饮食宜忌】

宜：大米是常人皆可食用的食物，病后脾胃虚弱或有烦热口渴的患者更适宜喝米粥。

忌：糖尿病患者不宜多喝大米粥，因为大米粥消化吸收得快，血糖也会随之升高。炒米饭香燥，内热盛者不宜食。

【健康食谱】

羊肉粥

原料：鲜羊肉半斤，大米二两，葱、姜、食盐各适量。

制法：将羊肉洗净、切片，与大米、葱、姜、食盐一起熬粥，至羊肉熟烂即可。

用法：每天早饭时食用，可常食。

功效：补气，养血，止痛。适用于气血亏虚引起的痛经。

小　米

小米又叫粟米，它是我国北方的主要粮食作物之一，因其营养丰富，深受人们的喜爱。我国北方有在妇女生育后，用小米加红糖调养身体的传统。用小米熬成的粥营养丰富，有“代参汤”的美称。

【营养价值】

小米中含蛋白9.7%、脂肪3.5%、碳水化合物72.8%、纤维素1.6%，每100克粟米中含维生素B_1 0.57毫克、维生素B_2 20.12毫克、钙29毫克、铁4.7毫克、胡萝卜素0.19毫克。小米中的蛋白质含量略高于大米和玉米，人体必需的8种氨基酸与小麦和大米相比除赖氨酸含量稍逊色外，其他7种都超过了小麦、大米，尤其是色氨酸和蛋氨酸含量最为突出。

【保健功效】

中医认为，小米性味甘咸，有清热解渴、健胃除湿、和胃安眠的功效。《本草纲目》记载，粟米“治反胃热痢，煮粥食，益丹田，补虚损，开肠胃”。发芽的小米和麦芽一样，含有大量酶，是一味中药，有健胃消食的作用。

现代医学认为，小米有防治消化不良、反胃、呕吐、滋阴养血的功效，可以使产妇虚寒的体质得到调养，帮助她们恢复体力。

【饮食宜忌】

宜：小米宜与大豆或肉类混合食用，是老年人、患者、产妇宜用的滋补品。

忌：小米营养虽好，但产妇不能完全以粟米为主食。应注意搭配，以免缺乏其他营养。用小米煮粥时不宜太稀。

【健康食谱】

桂圆芝麻小米粥

原料：桂圆5枚，黑芝麻50克，小米100克，白糖少许。

制法：桂圆去皮、去核取肉，冲洗干净，切成小块；小米淘洗干净；黑芝麻拣去杂质，入干锅炒香；锅中加入清水，先下入小米，上火煮至小米半熟，再下入桂圆肉和炒香的黑芝麻，继续煮至米熟粥成时，加入白糖即可。

用法：空腹食。

功效：补肝肾，养心神，健脑益智。

薏　米

薏米，又名薏苡仁、苡米、苡仁、薏米、起实、薏珠子、草珠珠、回回米、米仁、六谷子。它的营养价值极高，被誉为“世界禾本科植物之王”。它不仅作为饭食为佳馔，并被视为名贵中药，在药膳中应用广泛，被列为宫廷膳食之一。

【营养价值】

薏米含有蛋白质、脂肪、糖类，维生素B_1比大米含量高，另含钙、磷、铁、多种有机酸以及薏米油、薏苡酯、甾醇类及薏苡素等，营养较为丰富。

【保健功效】

薏米含有药用价值很高的薏醇、β及γ两种谷甾醇，这些特殊成分也就是薏米具有防癌作用的奥秘所在。薏米还是一种美容食品，常食可以保持人体皮肤光泽细腻，能消除粉刺、雀斑、老年斑、妊娠斑、蝴蝶斑，对脱屑、痤疮、皲裂、皮肤粗糙等都有良好疗效；经常食用薏米对慢性肠炎、消化不良等症也有效果。

【饮食宜忌】

宜：薏米既可用来煮饭，也可熬粥、煮汤，一般都可食用，尤其适合消化不良和身体虚弱者。夏、秋季和冬瓜煮汤，既可佐餐食用，又能清暑利湿。

忌：便秘、尿潴留及孕早期的妇女忌食；消化功能较弱的孩子和老弱病者更应忌食。

【健康食谱】

山药薏米芡实粥

原料：山药100克，薏米、芡实各50克，红枣数枚，白糖少许。

制法：

1.把薏米和芡实洗净，入清水浸泡半天以上；山药洗净，切成小块；红枣洗净备用。

2.把泡好的薏米和芡实放锅里，加适量清水煮开，约10分钟后，再把山药块、红枣放进去同煮，小火煮至熟烂，最后可加少许白糖调味，盛碗即可。

功效：此粥可健脾益胃，是养胃的理想食品。

荞　麦

荞麦又名三角麦、乌麦、花荞，原产于中国北方内蒙古和龙贵地区，古代由中国经朝鲜传入日本，因其营养丰富，含有特殊的健康成分颇受推崇，被誉为健康主食品，现今荞麦及荞麦面条在日本十分流行。我国栽培的主要有普通荞麦和鞑靼荞麦两种，前者称甜荞，后者称苦荞。

【营养价值】

荞麦含有淀粉、蛋白质、氨基酸、维生素B_1、维生素B_2、维生素P、总黄酮及镁、铬等，营养成分非常丰富。

【保健功效】

中医认为，荞麦性凉、味甘，能健胃、消积、止汗。《食疗本草》言其“实肠胃，益气力，续精神”；《随息居饮食谱》说它“开胃宽肠，益气力，御寒风”；《中国药植图鉴》则认为荞麦“可收敛冷汗”。

现代医学证明，荞麦含有丰富的维生素E、可溶性膳食纤维、烟酸和芦丁（芸香苷）。芦丁有降低人体血脂和胆固醇、软化血管、保护视力和预防脑血管出血的作用；烟酸能促进机体的新陈代谢，增强解毒能力，还具有扩张小血管和降低血液胆固醇的作用。除此之外，荞麦含有丰富的镁，能促进人体纤维蛋白溶解，使血管扩张，抑制凝血块的形成，具有抗血栓的作用，也有利于降低血清胆固醇。

荞麦含有某些黄酮成分，具有抗菌、消炎、止咳、平喘、祛痰和降血糖的作用。同时，荞麦具有抗癌的作用，近年来，它被认为是预防癌症的保健食品。

【饮食宜忌】

宜：荞麦粉煮开的时间宜短，要做得松软易食用。汤汁里因为溶有芦丁和蛋白质，所以最好把汤也喝掉。一般人都可以，尤其适宜心血管疾病及糖尿病患者食用。

忌：皮肤过敏者忌食，脾胃虚寒者不宜多食，正服绿矾者忌服。

【健康食谱】

黑豆荞麦粥

原料：荞麦1杯，黑豆半杯，枸杞10克，中华猕猴桃1只，蜂蜜半杯。

制法：将黑豆洗净，用水浸泡30分钟后，蒸20分钟；荞麦洗净，加水4杯，用小火煮滚。将黑豆与荞麦粥混合，放凉；把中华猕猴桃切丁后，与枸杞同撒于粥中，食用时加入蜂蜜调味即可。

用法：经常作为早餐食用。

功效：枸杞明目、黑豆解毒、猕猴桃清肠，使这道粥具有养颜、美容和解毒的完整功效。

黑　米

黑米，亦称黑贡米，西汉“丝绸之路”开拓者张骞发现这种奇米，把它献给汉武帝，汉武帝食后赞口“神米”，从此被历代皇帝所享用。黑米的营养价值和药用价值都比较高，被认为是稻米中的珍品，是近年国际流行的“健康食品”之一。

【营养价值】

黑米的营养成分非常丰富，每100克黑米含蛋白质10.73克，比大米高37%；人体必需氨基酸3280毫克，比大米高2%；同时微量元素及矿物质含量也非常丰富，如每100克黑米含铁52.46毫克、钙310.7毫克、锌42.02毫克、锰4.975毫克、铜34.43毫克，比大米分别高138.4%、107.9%、34.8%、41.2%、38.7%。

【保健功效】

《本草纲目》中记载，黑米有滋阴补肾、健脾暖肝、明目活血的功效。用它入药，对头昏、贫血、白发、眼疾等疗效甚佳，现代医学已证实。黑米的颜色之所以与其他米不同，主要是因为它外部的皮层中含有花青素类色素，这种色素本身具有很强的抗衰老作用。

国内外研究表明，米的颜色越深，则表皮色素的抗衰老效果越强，黑米色素的作用在各种颜色的米中是最强的。此外，这种色素中还富含黄酮类活性物质，是大米的5倍之多，对预防动脉硬化有很大的作用。

【饮食宜忌】

宜：黑米的米粒外部有一层坚韧的种皮包裹，不易煮烂，因此，黑米应先浸泡一夜再煮。一般人都可食用，少年白发者、产妇、贫血者等可多吃。

忌：黑米粥若不煮烂，不仅大多数营养素不能溶出，而且多食后易引起急性肠胃炎。病后消化能力较弱者不宜急于吃黑米。

【健康食谱】

黑米粥

原料：党参15克，山楂10克，黑米100克。

制法：

1. 把党参洗净、切片；山楂洗净，去核切片；黑米淘洗干净。
2. 把黑米放锅内，加入山楂、党参，加水800毫升。
3. 把锅置武火烧沸，文火煮55分钟即成。

用法：每日1次，每次吃100克，早餐食用。

功效：补气血，降血压。

燕 麦

燕麦又称莜麦、油麦、玉麦，是由最早生长在亚洲的野生燕麦培植而来的。在早期，燕麦是作为药材被利用的，而不是粮食作物，到了现代，燕麦的好处渐为人知，成了较受现代人欢迎的食物之一。在《时代》杂志评出的十大健康食品中，燕麦名列第五。

【营养价值】

燕麦的营养价值非常高，其所含的蛋白质是大米的1倍多，比小麦高出3～4个百分点，含脂肪量是大米和小麦的数倍；含碳水化合物比大米和小麦低10%左右；含纤维素2.1%，灰分2%，是一种低糖、高蛋白质、高脂肪、高能量食品。其营养成分含量高、质量优，蛋白质中的必需氨基酸在谷类粮食中平衡最好，赖氨酸和蛋氨酸含量比较理想，而大米和小麦中的这种氨基酸严重不足。其必需脂肪酸的含量也非常丰富，亚油酸占脂肪酸的1/3以上，维生素和矿物质也很丰富，特别是维生素A含量居谷类粮食之首。

【保健功效】

燕麦性温，味甘，能补虚止汗。燕麦所含亚麻油酸是人体最重要的必需脂肪酸，它通常用来维持人体正常的新陈代谢活动，同时又是合成前列腺素等的必要成分。

燕麦粥有通大便的作用，这不仅是因为它含有植物纤维，而且在调理消化道功能方面，维生素B_1、维生素B_2更是功效卓著。很多老年人大便干，容易导致脑血管意外，常食燕麦能解便秘之忧。

燕麦所含不饱和脂肪酸与可溶性纤维及皂苷素等，可以降低血液中胆固醇与三酰甘油（甘油三酯）的含量，能够降脂减肥，并可起到帮助降低血糖的作用。

燕麦含有很多改善皮肤的营养成分，比如二氧化硅，可以减轻或治愈不少皮肤病。而且，在所有的谷类中，燕麦的氨基酸含量最高，并且种类均衡，是锁住皮肤水分的重要媒介。因此，燕麦的滋润效果也相当显著，特别是对于干性皮肤的人而言。

【饮食宜忌】

宜：一般人都可食用，尤其适合于高血压、脂肪肝、高脂血症、冠心病、糖尿病、动脉硬化症、肥胖症等患者以及老年人、产妇、幼儿食用。

忌：燕麦一次不宜吃太多，否则会造成胃痉挛或是胀气。

【健康食谱】

薏米燕麦粥

原料：薏米50克，燕麦50克，松子、核桃各少许，鸡蛋1个。

制法：

1. 薏米、燕麦入清水中泡软；松子、核桃放榨汁机内，加水打烂。

2. 把薏米、燕麦、松子、核桃一起放入锅内，再加少许清水熬成粥。

3. 粥熟时，把鸡蛋打入碗内，倒入锅内调匀即成。

功效：此粥能有效改善肠道过敏引起的胀气、便秘等症状。

糯　米

糯米又叫江米，是家中常食用的粮食之一。因其香糯黏滑，常被用以制成风味小吃，深受大家的喜爱。逢年过节，很多地方都有吃年糕的习俗，正月十五吃元宵，年糕和元宵都是用糯米粉制成的，五月初五端午节吃的粽子也是用糯米做的。

【营养价值】

糯米中含有糖类、蛋白质、脂肪，又含有钙、磷、铁等矿物质，还含有维生素B_1、维生素B_2及烟酸等，其营养较丰富。

【保健功效】

糯米性温，味甘，具有暖温脾胃、补中益气、涩缩小便、生津止渴等功能。对胃寒疼痛、食欲不佳、夜多小便、脾虚泄泻、气虚自汗、腹胀、体弱乏力等症状有一定缓解作用。

糯米最好是煮粥食用，易于消化吸收，其补益作用更佳。现代药理研究发现，糯米还有抗肿瘤的作用。

【饮食宜忌】

宜：一般人都可食用，尤其适合体虚多汗、脾虚泄泻及小便次数多者食用。糯米食品宜加热后食用。

忌：脾胃虚弱积滞者、湿热痰火盛者、糖尿病患者、老年人、小孩等均应慎食。另外，糯米不宜一次食用过多。

【健康食谱】

藕汁糯米粥

原料：糯米100克，嫩藕30克，白糖、桂花糖各适量。

制法：

1. 糯米淘洗干净；藕洗净，去皮后剁碎，取其汁备用。

2. 把糯米和藕汁入锅内，加适量水熬煮成粥，最后加少许白糖和桂花糖调味，拌匀即可。

功效：鲜藕有解毒作用，糯米可调节泌尿系统。

高　粱

高粱，属禾本科，是被老百姓誉为“铁杆庄稼”的高产作物，在我国粮食作物中占有一定位置。它的籽实很像“粱”（即粟），植株高大，所以叫“高粱”；它的茎秆可榨汁熬糖，农民叫它“甜秫秸”，古书上还有蜀黍、木稷、荻粱、乌禾、芦穄等名称，顾名思义，大都是以形态特征来称呼的。在选购高粱的时候，可取少量高粱米于手掌中，用嘴哈热气，然后立即嗅其气味。优质高粱米具有高粱固有的气味，无任何其他不良气味。

【营养价值】

每100克高粱米中含蛋白质8.4克，脂肪2.7克，碳水化合物75.6克，粗纤维0.6克，灰分1.3克，钙7毫克，磷188毫克，铁4.1毫克，硫胺素0.26毫克，核黄素0.09毫克，烟酸1.5毫克。

【保健功效】

中医认为，高粱米性味甘、涩、温，无毒，能和胃、健脾、止泻，有固涩肠胃、抑制呕吐、益脾温中、催治难产等功能，可用来治疗食积、消化不良、湿热、小便不利、妇女倒经、胎产不下等病症。

【饮食宜忌】

宜：一般人都可以食用，尤其适合小儿消化不良、女性白带过多者食用。

忌：糖尿病患者忌多食，初痢者忌食用高粱米饭，便秘者忌食。

【健康食谱】

高粱米红枣粥

原料：白高粱米50克，大红枣5枚。

制法：

1. 将红枣洗净，去核，加入温开水浸泡至软。

2. 将白高粱米倒入锅中，小火炒至淡黄色。

3. 将高粱米和红枣共同倒入锅中，加适量清水，大火煮至稠状即可。

功效：本粥含有丰富的蛋白质、碳水化合物、维生素、钙、磷、铁等营养物质，具有补血的功效，可促进儿童生长发育，有利于预防贫血、小儿软骨病。

第三章

豆薯：健康搭配，豆薯为补

豆薯类可作为主食，也可用来做成菜品，随着生活条件的提高，现在多将其做成汤菜或甜品、零食食用。豆类含有丰富的植物性蛋白质，无论打磨成豆浆还是做成其他豆制品都堪称经典；而薯类则因含有大量糖分和食用纤维，可做成新式甜品，营养又减肥，美味又不失健康。

黄　豆

黄豆，与青豆、黑豆统称为大豆，它的营养价值极高，被称为“豆中之王”、“豆中之肉”、“绿色的牛乳”等，是数百种天然食物中最受营养学家推崇的食物。

【营养价值】

黄豆中含蛋白质35%～40%，每500克黄豆的蛋白质含量约相当于1000克瘦肉、1500克鸡肉或6000毫升牛奶中的蛋白质含量。

黄豆中含脂肪15%～20%，是重要的植物性油脂来源。

黄豆还含有糖类与钙、磷、铁、锌等矿物质，而维生素B_1、维生素B_2及烟酸的含量也明显高于大米、面粉和玉米等谷物。

此外，黄豆中尚含有较多的异黄酮，它被称为植物雌激素，更是具有独特的营养价值。

【保健功效】

黄豆中富含皂角苷、蛋白酶抑制剂、异黄酮、钼、硒等抗癌成分，对前列腺癌、皮肤癌、肠癌、食道癌等几乎所有的癌症都有抑制作用。

黄豆中的大豆蛋白质和豆固醇能显著地改善和降低血脂与胆固醇，从而降低患心血管疾病的概率。大豆脂肪富含不饱和脂肪酸和大豆磷脂，有保持血管弹性、健脑和防止脂肪肝形成的作用。

黄豆中的植物雌激素与人体中产生的雌激素在结构上十分相

似；大豆中还富含钙质，对更年期骨质疏松也有疗效；吃黄豆对皮肤干燥粗糙、头发干枯大有好处，可以提高肌肤的新陈代谢，促使机体排毒，令肌肤常葆青春。

黄豆中的皂苷类物质能降低脂肪吸收功能，促进脂肪代谢；大豆纤维还可加快食物通过肠道的时间，从而达到轻身减肥的目的。

【饮食宜忌】

宜：一般人都可食用。它是更年期妇女、糖尿病和心血管患者的理想食品，也很适合脑力工作者和减肥的朋友食用。

忌：生黄豆含消化酶抑制剂及过敏因子等，食后最易引起恶心、呕吐、腹泻等症，故必须彻底煮熟以后才能吃。患有严重肝病、肾病、痛风、消化性溃疡、动脉硬化、低碘者不宜食用，消化功能不强、有慢性消化道疾病的人也应尽量少吃黄豆。

【健康食谱】

黄豆拌雪菜

原料：雪菜350克，泡好的黄豆100克，辣椒油、盐、味精、香油、蒜末各少许。

制法：

1. 将腌好的雪里红去除老叶、老根，切成黄豆粒大小的丁，放沸水中焯一下，捞出过凉，控水备用。

2. 将黄豆煮熟，捞出与雪菜一起盛入盘中。

3. 将盐、味精、香油、辣椒油、蒜末一起加入盘中，拌匀即可。

功效：此菜营养丰富，含蛋白质、脂肪、碳水化合物、钙、铁等，能增强身体抵抗力。

豆　腐

豆腐是我国的一种传统食品，在一些古籍中（明代李明珍的《本草纲目》，叶子奇的《草目子》，罗颀的《物原》等）都有记载。中国人是世界上最先食用豆腐的人类。豆腐不仅是味美的食品，还具有养生保健的作用。五代时人们就称豆腐为“小宰羊”，认为豆腐的白嫩与营养价值可与羊肉相提并论。因此它还享有“植物肉”的美称。

【营养价值】

豆腐营养十分丰富，每100克豆腐中含蛋白质7.4克、脂肪3.5克、碳水化合物3克、钙277毫克、磷57毫克、铁2.1毫克、维生素B_1 0.03毫克、维生素B_2 0.03毫克，以及人体所必需的8种氨基酸等。

【保健功效】

现代医学证明，丰富的大豆卵磷脂有益于神经、血管、大脑的生长发育，比起吃动物性食品更补养、健脑，豆腐有着更大的优势。豆腐中的大豆皂苷有显著的抗癌活性，能有效地预防乳腺癌和前列腺癌的发生，是更年期的保护神，因为它在健脑的同时，所含的豆固醇还抑制了胆固醇的摄入。其中的大豆蛋白质可以显著降低血浆胆固醇、甘油三酯和低密度脂蛋白，降低血脂，保护血管，有助于预防心血管疾病。

【饮食宜忌】

宜：尤其适合老年人、孕妇，也是儿童生长发育的重要食物，脑力工作者及经常加夜班者也非常适合。

忌：豆腐性偏寒，胃寒者和易腹泻、腹胀、脾虚者以及常出现遗精的肾亏者不宜多食。

【健康食谱】

鸡汁豆腐

原料：豆腐200克，鸡肉50克，水发木耳末少许，精盐、水淀粉、高汤、酱油、味精、花生油、葱末各适量。

制法：

1.将豆腐切成丁，下入滚水中氽烫，沥干水装盘。

2.将鸡肉洗净切成丁，用淀粉和精盐煨好。

3.锅中放入花生油，烧热后，放入鸡丁、水发木耳末、葱末、酱油、味精等一起煸炒，加入高汤，用湿淀粉勾芡，炒熟后盛在豆腐上即成。

功效：此菜含有丰富的优质蛋白、人体必需的多种氨基酸和钙，能有效地促进婴幼儿的大脑发育。

豆　浆

“一杯鲜豆浆，天天保健康”，民间的说法一点儿不错。鲜豆浆中的营养成分易于消化吸收，经常饮用，对女性的健康大有裨益。豆浆所特有的异黄酮成分不仅有助于提升和扩大胸围，还能够美颜护肤，确实是女性必吃的健康佳品。

【营养价值】

豆浆营养丰富，味美可口，富含人体所需的优质植物蛋白、8种必需的氨基酸、多种维生素及微量元素，不含胆固醇，并且含有丰富的不饱和脂肪酸、大豆皂苷、异黄酮、卵磷脂等几十种

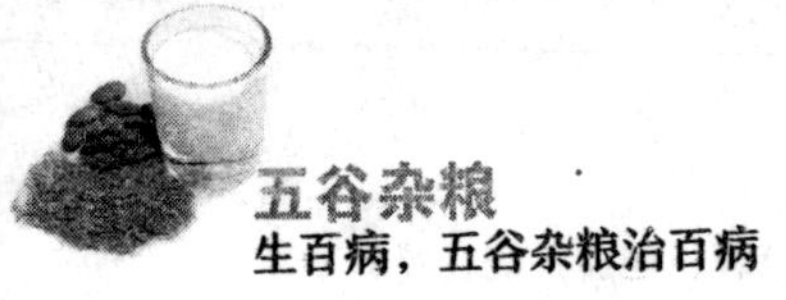

对女性胸部丰满及健康有益的物质。

【保健功效】

《延年秘录》记载豆浆“长肌肤，益颜色，填骨髓，加气力，补虚能食”。中医理论认为，豆浆性平，味甘，滋阴润燥。对女性来说，豆浆更是丰胸美容、防治妇科疾病的纯天然食品，对改善女性的健康有很重要的作用。

多饮豆浆还可以预防阿尔茨海默病发生，防治缺铁性贫血。

以喝熟豆浆的方式补充植物蛋白，可以使人的抗病能力增强，从而达到抗癌作用；长期坚持饮用豆浆还能防治气喘病。中老年女性饮用豆浆能调节内分泌系统，减轻并改善更年期症状，促进体态健美和防止衰老；青年女性常喝豆浆，能减少面部青春痘、暗疮的发生，使皮肤白皙润泽，容光焕发。

现在，鲜豆浆已被我国营养学家推荐为防治高血压、高脂血症、动脉硬化等疾病的理想食品。

【饮食宜忌】

宜：适合各年龄层次的人群食用，尤其是女性、老人和婴儿。

忌：不宜生喝或未煮透喝，否则会引起恶心、呕吐或腹泻等。不宜空腹喝豆浆，豆浆里的蛋白质大都会在人体内转化为热量而被消耗掉，不能充分起到补益作用。豆浆性味偏寒而滑利，凡平时胃寒，食后有作闷、反胃、嗳气吐酸的人，脾虚易腹胀、腹泻的人，夜尿频以及遗精、肾亏的人，均不宜饮用豆浆，否则会加重病情或影响治疗效果。

【健康食谱】

薄荷蜂蜜豆浆

原料：薄荷叶4片，豆浆200毫升，蜂蜜适量。

制法：

1. 将薄荷叶洗净切碎。

2. 将切好的薄荷叶和豆浆一起放入榨汁机榨汁。

3. 在榨好的果汁内放入适量蜂蜜搅拌均匀即可。

功效：提神醒脑，抗疲劳。

黄豆芽

当今世界“天然”、“健康”食物引领风骚者之一的乃是源自我国的豆芽菜，特别是金灿灿的“如意菜”——黄豆芽。

明人陈嶷曾有过赞美黄豆芽的诗句：“有彼物兮，冰肌玉质，子不入污泥，根不资于扶植。”黄豆在发芽过程中有更多的营养元素被释放出来，更利于人体吸收，营养更胜黄豆一筹。

【营养价值】

黄豆芽含有丰富的营养成分，有维生素A、维生素B_2、维生素C、维生素E、胡萝卜素、叶酸、泛酸、烟酸等维生素类营养素，还有钙、铁、磷、钾、钠、铜、镁、锌、硒等矿物质元素及微量元素。

【保健功效】

黄豆芽能营养毛发，使头发保持乌黑发亮，对面部雀斑有较好的淡化作用。

黄豆芽中富含纤维素，是便秘患者的健康蔬菜，有预防消化道癌症（食管癌、胃癌、直肠癌）的作用。

黄豆芽含有丰富的维生素B_2，可防治维生素B_2缺乏症。

黄豆芽中含有丰富的蛋白质和维生素C，具有保护肌肉、皮肤和血管，消除紧张综合征的作用。

黄豆芽中含有一种干扰素诱生剂，能诱发干扰素，增强体内抗病毒、抗癌肿的能力。

吃黄豆芽对青少年生长发育、预防贫血等也大有好处。

【饮食宜忌】

宜：烹调黄豆芽时要加少量食醋，以保证维生素B_2不被破坏。烹调过程要迅速，或用油急速快炒，或用沸水略焯后立即取出调味食用。

忌：黄豆芽不易消化，脾胃虚寒之人不宜多食。

【健康食谱】

黄豆芽蘑菇汤

原料：黄豆芽250克，鲜蘑菇50克，猪油、精盐、味精各适量。

制法：将黄豆芽放入清水中去壳，用水冲洗干净，待用。把蘑菇放入水中加精盐浸泡半小时，换水洗净，切成丝，待用。将煮锅洗净加水，置于火上，煮沸后放入猪油、豆芽、蘑菇丝，到沸点时，点入精盐、味精调味，再煮3～5分钟，起锅，温食。

功效：清热利湿，消水肿，清积热。孕妇常食可治高血压、妊娠水肿等症。

红　豆

红豆又名苏豆、赤小豆、朱苏豆，为蝶形花解红豆树的种仁。它既可做粥、饭，也可炖汤或煮食，作饮茶也很合适。

【营养价值】

红豆含有蛋白质、脂肪、膳食纤维、碳水化合物、胡萝卜素、灰分以及硫胺素、烟酸等营养成分。它含有的维生素C相当丰富，另外还含有多种矿物质。

【保健功效】

中医认为，红豆具有利水消肿、利尿、清热解毒、健脾止泻、改善脚气及水肿的功效。《本草纲目》中也记载："红豆通小肠、利小便、行水散血、消肿排脓、清热解毒，治泻痢脚气、止渴解酒、通乳下胎。"

红豆富含铁质，能使人气色红润，多吃红豆还可补血、促进血液循环、强化体力、增强抵抗力。

红豆糖水外敷，可治暗疮、毒气、红肿。

现代医学研究发现，红豆能促进心脏的活化、利尿，还有健胃生津、祛湿益气等作用，但久服或过量食用反而会令人更生热，应遵医嘱。

【饮食宜忌】

宜：一般人都可食用。

忌：红豆一次不宜食用过多，以50克左右为宜。尿多的人忌食，体质属虚性者以及肠胃较弱的人不宜多食。

【健康食谱】

蜜豆双皮奶

原料：全脂牛奶1袋（485克），蛋白3个，香草粉1/2茶勺（3毫升），白糖2汤勺（30克），蜜红豆3汤勺（45克）。

制法：

1. 牛奶倒入锅中加热，不要沸腾。

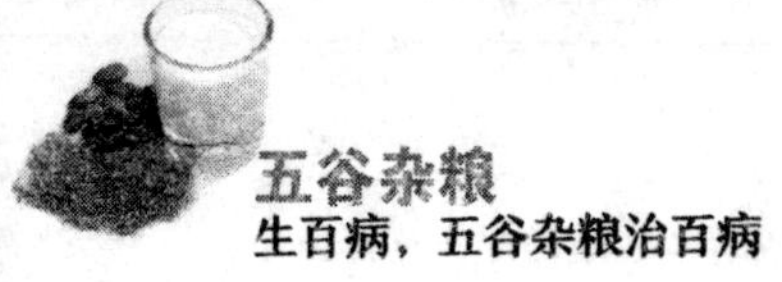

2. 将加热的牛奶倒入小碗中，放置室温，形成奶皮。

3. 蛋白分离，用筷子打散（尽量打散）。

4. 将小碗中放凉的牛奶重新倒回到锅中，缓慢地小心倒回，把形成的奶皮留在碗中。

5. 将白糖和香草粉加入牛奶中拌匀，再加入蛋白搅匀，然后再过滤后倒回碗中，让留在碗底的第一层奶皮浮到上面。

6. 盖上保鲜膜，放入冷水锅中隔水蒸10分钟后关火，闷5分钟即可取出，撒入蜜红豆即可食用。

功效：健胃生津，祛湿益气。

黑　豆

黑豆又名乌豆、黑大豆、冬豆等，是豆科植物大豆的黑色种子。生吃黑豆的风气，曾经席卷我国台湾地区和日本，吃过日本料理的人，都很难忘怀那一小盘甜黑豆的滋味，忍不住再叫一盘。

【营养价值】

黑豆所含营养成分与黄豆基本相同，但其蛋白质含量比黄豆更高，每100克黑豆的蛋白质含量高达49.8克，居所有豆类之冠。它还含有脂肪酸、β-胡萝卜素、叶酸、烟酸、大豆黄酮苷、异黄酮苷类物质，营养价值很高。

【保健功效】

黑豆具有补肾益精和润肤、乌发的作用，经常食用有利于抗衰延年、解表清热、滋养止汗。

黑豆自古即入药，关于黑豆的药用价值，最早记载于《神农本草经》。李时珍《本草纲目》中说黑豆煮汁饮可治烫伤，不但可使创面愈合，而且预后不留瘢痕；将黑豆煮成黏稠状，饮汁可治喉痹不语。

现代医学认为，黑豆能利水祛风，活血解毒；可治水肿、风痹、脚气、黄疸、水肿、痢疾、腹痛、产后风痉；能解乌头、附子毒；研末调敷或者涂汁可治痈肿疮毒。

此外，黑豆的皮、叶、花都可入药。中医处方称黑豆皮为"料豆衣"或"稆豆衣"等，具有解毒利尿之作用；中医处方称黑豆芽为"大豆卷"，水煎服可治疗风湿性关节炎；黑豆叶以清水洗净捣烂外敷，可治蛇咬伤；黑豆花能治目翳。

【饮食宜忌】

宜：黑豆人人可食，尤其适宜脾虚水肿、脚水肿、体虚多汗、肾虚耳聋、夜尿频多、白发早生等患者食用。

忌：黑豆一次不宜吃得过多，否则容易胀气。黑豆有解药毒的作用，同时亦可降低中药功效，故正在服中药者忌食黑豆；肠热便秘者少食。

【健康食谱】

黑豆粥

原料：糯米100克，黑豆、红枣各30克，红糖适量。

制法：

1.把糯米、黑豆洗净后入清水中浸泡半天，红枣洗净去核。

2.把糯米和黑豆入锅内，加适量水煮开，加入红枣，改用小火熬煮成粥，待煮至熟烂时，加入适量红糖拌匀即成。

功效：此粥可补脾益肾，活血利水，适用于夜尿频多等症。

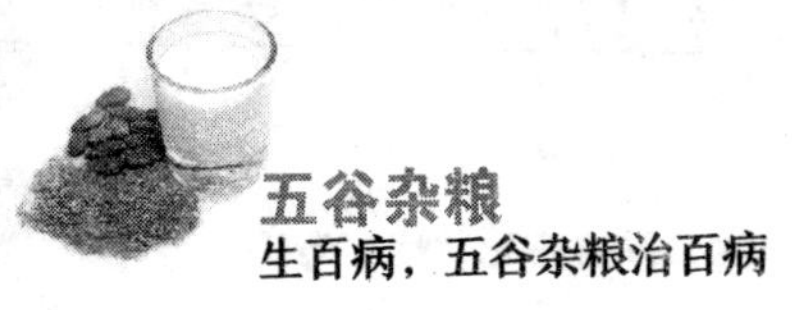

绿　豆

绿豆又名青小豆，是我国传统豆类食物。绿豆不但具有良好的食用价值，还具有非常好的药用价值，有“济世之良谷”的说法。

它既可单独煮粥，还可与粳米或糯米混合煮粥，亦可磨粉做成糕点，还可以发豆芽食用。绿豆汤是家庭常备的夏季消暑饮料。

【营养价值】

绿豆中含有糖类、蛋白质、脂肪、维生素、膳食纤维和矿物质等。其中B族维生素的含量比玉米高，蛋白质含量比谷类高，尤其是赖氨酸的含量高于其他作物。绿豆加工成豆芽后，其维生素C的含量会增加好几倍。

【保健功效】

现代医学认为，绿豆性味甘凉，有清热解毒之功效。如遇有机磷农药中毒、铅中毒、酒精中毒（醉酒）等情况时，在去医院抢救前都可以先灌下一碗绿豆汤进行紧急处理。在有毒环境下工作或接触有毒物质的人应经常食用绿豆来解毒保健。夏天在高温环境工作的人出汗多，水分损失很大，体内的电解质平衡遭到破坏，此时绿豆汤是最理想的饮品，能够清暑益气、止渴利尿，不仅能补充水分，而且还能及时补充无机盐，对维持水液电解质平衡有着重要意义。经常食用绿豆还可以补充营养，增强体力。

【饮食宜忌】

宜：老少皆宜，四季均可。凡暑天中暑烦躁、口渴咽干、疮痈疖肿、高血压、水肿、食物中毒、金石中毒、农药中毒等患者，皆适宜于食用绿豆粥或绿豆汤以解之。

忌：绿豆不宜煮得过烂，以免所含有机酸和维生素遭到破坏，降低清热解毒的功效。身体虚寒者不宜过食或久食绿豆；脾胃虚寒、大便滑泄者忌食。

【健康食谱】

绿豆黄花枣水

原料：绿豆100克，干黄花菜50克，大枣8枚。

制法：加水煎煮。每日服用1剂。

功效：可治上吐下泻。

绿豆芽

食用芽菜是近年来的新时尚，芽菜中以绿豆芽最为便宜，而且营养丰富，是自然食用主义者所推崇的食品之一。绿豆在发芽的过程中，维生素C增加很多，可达绿豆原含量的7倍，所以绿豆芽的营养价值比绿豆更大。

【营养价值】

绿豆芽含有丰富的营养成分，有维生素A、维生素C、维生素K、胡萝卜素、叶酸、泛酸、烟酸等维生素类营养素，还有钙、铁、磷、钾、钠、铜、镁、锌、硒等矿物质元素。

【保健功效】

绿豆芽含纤维素，是便秘患者的健康蔬菜，还有预防消化道癌症（食道癌、胃癌、直肠癌）的功效。

它有清除血管壁中胆固醇和脂肪的堆积、防止心血管病变的作用。

绿豆芽是祛痰火湿热的家常蔬菜，凡体质属痰火湿热者，血压偏高或血脂偏高，而且多嗜烟酒肥腻者，如果常吃绿豆芽，就可以起到清肠胃、解热毒、洁牙齿的作用。

【饮食宜忌】

宜：一般人都可食用绿豆芽。绿豆芽性寒，烹调时应配上一点姜丝，中和它的寒性，十分适于夏季食用。烹调绿豆芽，要尽量保持其清淡的性味和爽口的特点，绿豆芽下锅后要迅速翻炒，适当加些醋，才能保存水分及维生素C，口感才好。

忌：绿豆芽纤维较粗，不易消化，且性质偏寒，脾胃虚寒者不宜久食。

【健康食谱】

小炒绿豆芽

原料：绿豆芽300克，青椒1个，干红辣椒少许，酱油、盐、味精各适量。

制法：

1.绿豆芽洗净，青椒洗净切成丝，干红辣椒切成小段。

2.锅置火上，加适量油烧热，下红辣椒段爆香，放青椒丝煸几下，倒入绿豆芽，旺火翻炒，加少许酱油和盐、味精调味，至熟即可。

功效：此菜能清除血管壁中胆固醇和脂肪的堆积，有清肠胃、解热毒的功效。

扁　豆

扁豆又叫鹊豆、南扁豆、白扁豆，为豆科扁豆属的种子，是餐桌上常见的蔬菜之一。它原产于亚洲，印度自古就栽培，约在汉代时传入我国。

【营养价值】

扁豆营养成分十分丰富：富含蛋白质和多种氨基酸，它的蛋白质含量是青椒、番茄、黄瓜的1～4倍；维生素C含量也较高，另外它还含有胰蛋白酶抑制剂、淀粉酶、血细胞凝集素A、血细胞凝集素B，并含有豆甾醇等。

扁豆还富含人体所必需的微量元素锌，它能促进智力和视力发育，提高人体的免疫力。扁豆的钠含量低，是心脏病、高血压、肾炎患者的理想蔬菜。

【保健功效】

中医认为，扁豆性平味甘，健脾和中，消暑化湿，养胃下气，补虚止泻。它不仅是治疗暑湿吐泻、脾虚呕逆、食少久泻、水停消渴、赤白带下、小儿疳积、胎动不安、酒醉呕吐等病症之上品，而且还是夏令暑湿内侵、痢疾肠炎的良药。

扁豆富含蛋白质和多种氨基酸，常食用能健脾胃，增进食欲。

夏季多吃一些扁豆有消暑、清口的作用。

扁豆中含有丰富的铁和维生素C，经常食用对缺铁性贫血患者有益。

【饮食宜忌】

宜：一般人都可食用，妇女白带多、皮肤瘙痒、急性肠炎者食用更佳。烹调前应将豆筋摘除，否则既影响口感，又不易消化。

忌：由于扁豆中含有胰蛋白酶和淀粉酶的抑制物，这两种物质可以减缓各种消化酶对食物的快速消化作用，所以食之过多可引起胃腹胀满，脾胃虚寒者应少食。烹调时间不宜太短，要保证扁豆熟透。因为扁豆中含有皂素和植物血凝素两种有毒物质，必须在高温下才能被破坏，如果加热不彻底，在食后2～3小时会出现呕吐、恶心、腹痛、头晕等中毒反应。

【健康食谱】

芋艿红烧肉

原料：扁豆150克，芋艿4只，带皮猪肉100克，葱、姜、酱油、盐、白糖、食用油各适量。

制法：将扁豆去筋，洗净；芋艿去皮，洗净；猪肉切成小块。锅上火烧热，放入油，炸香葱、姜，放入猪肉煸至出油、变色，加酱油、清水没过原料，用小火烧三刻钟，加盐、白糖调好味，入扁豆、芋艿烧烂即可。

用法：佐餐食用，但不能与菠菜同食。

功效：润肠通便，补血生津，抗疲劳。

蚕　豆

蚕豆又称胡豆、南豆、罗汉豆，是豆科植物蚕豆的成熟种子。

蚕豆是春末夏初上市的一种时令蔬菜，幼荚呈绿色，内有丝绒状绒毛，成熟时变为褐色或黑色。种子扁平，椭圆形，种脐圆黑色，种皮内含单宁，略有涩味。它含有很多人体所必需的营养素，磷的含量更是在各类蔬菜中首屈一指。

【营养价值】

蚕豆营养较为丰富，蛋白质含量仅次于大豆；碳水化合物含量仅次于绿豆、红豆；脂肪含量少；粗纤维的含量也较高。此外，还含有磷脂、胆碱、维生素B_1、维生素B_2、烟酸和钙、磷、铁、钾、钠、镁等多种矿物质，尤其是其中的磷和钾含量较高，这些营养素均为人体所必需。

【保健功效】

蚕豆性平，味甘，具有健脾益气、祛湿抗癌、利湿消肿之功效。其中对水肿、慢性肾炎、膈食、秃疮等病症具有一定的疗效。

蚕豆中含有调节大脑和神经组织的重要成分钙、锌、锰等，并含有丰富的胆碱，有增强记忆力的健脑作用。对于正在应付考试或是脑力工作者，适当进食蚕豆会有一定的好处。

蚕豆中的维生素C可以延缓动脉硬化，蚕豆皮中的粗纤维有降低胆固醇、促进肠蠕动的作用。

蚕豆中还含有一种外源凝集素，这种物质具有防肠癌的作用，因为它可以附着在由肠细胞吸收的一些分子上，这些分子可控制肿瘤的生长。蚕豆对其他癌症亦有一定的防治作用。

【饮食宜忌】

宜：适宜于脾胃气虚、慢性肾炎、大便稀溏、胃癌、肠癌、食管癌、宫颈癌等患者食用。

忌：蚕豆不宜生吃，应将生蚕豆多次浸泡或焯水后再进行烹调；也不宜多吃，以免胀肚伤脾胃。另外，胃寒及消化不良者少食。有蚕豆过敏者忌食。

【健康食谱】

茭白蚕豆

原料：茭白350克，蚕豆50克，红辣椒30克，精盐、胡椒粉、排骨酱、鸡精、高汤、葱姜末、水淀粉、花生油各适量。

制法：

1.将茭白洗净切成斜块，用开水焯一下，捞出沥干水分。

2.红辣椒洗净，切成块。

3.将炒锅置于火上，倒入花生油，烧至四成热的时候，放入葱姜末炒出香味，倒入蚕豆、红辣椒块、茭白煸炒，加入排骨酱、精盐、胡椒粉、鸡精、适量的高汤，炒匀，用水淀粉勾薄芡，出锅装盘即可。

功效：此菜有增加营养、清热除烦、利胆退黄、解毒的功效，是青少年学习烦躁时的营养菜肴。

豇　豆

豇豆，俗称角豆、姜豆、带豆、饭豆、腰豆等，为豆科植物豇豆的种子。其分为长豇豆和饭豇豆两种。长豇豆一般作为蔬菜食用，饭豇豆一般作为粮食煮粥食用，或者制成豆沙食用。

【营养价值】

豇豆含有蛋白质、脂肪、糖类、钙、磷、铁、膳食纤维、维生素B_1、维生素B_2及烟酸等补充机体的营养成分。

【保健功效】

李时珍在《本草纲目》中说道，豇豆能调中益气，补肾健胃，和五脏，调营卫，生精髓，止消渴、吐逆、泻痢、小便数、鼠莽毒。

中医认为豇豆性平，味甘、咸，无毒。其具有调中益气、健脾补肾之功效。对泌尿系统的一切疾病都具有一定的疗效，同时，对遗精及一些妇科疾病也有辅助疗效。

豇豆的磷脂有促进胰岛素分泌、糖代谢的作用，是糖尿病患者的理想食品。

豇豆所含的维生素B_1能维持正常的消化腺分泌和胃肠道蠕动的功能，抑制胆碱酯酶的活性，可帮助消化，增进食欲。

豇豆中所含维生素C能促进抗体的合成，提高机体抗病毒的作用。

【饮食宜忌】

宜：适宜脾胃气虚、肾虚、腹泻、小便频、遗精、月经不调等患者，特别是糖尿病患者食用。饭豇豆作为粮食，与粳米一起煮粥最适宜。

忌：长豇豆不宜烹调时间过长，以免造成营养损失。豇豆一次不要吃太多，以免产生胀肚。气滞、腹胀者应忌食豇豆。

【健康食谱】

刘秀羹

原料：净麦仁、豇豆各50克，冰糖半斤，干百合、红枣、干白果、干莲子各50克，青梅脯、桂圆肉、水发燕窝、山楂糕、湿淀粉、白糖各适量。

制法：

1.将麦仁用水淘净，捞出放在小碗里，与冰糖、燕窝一起上笼，蒸2个小时左右取出。干百合、白果用水泡软，拣去杂质，莲子用水泡软，裁去头，捅出莲子心，上笼蒸熟。红枣用水洗净煮熟，去核，切成片，备用。

2.将锅放旺火上，加清水适量，蒸好的麦仁、燕窝同豇豆、白糖、百合、桂圆肉、白果、莲子等一起下锅，煮沸勾入湿淀粉，盛入碗内即成。

用法：佐餐，早、晚可多食。

功效：此粥绵软可口，营养丰富，可消暑败火、养心安神，可治神志恍惚或神经衰弱、心悸怔忡、失眠健忘。常服有平补三焦、延年益寿之功效。

豌　豆

豌豆又名雪豆，是对紫花豌豆经过几个世纪的选育而形成的，是世界上十大蔬菜作物之一。它既可做蔬菜炒食，子实成熟后又可磨成豌豆面粉食用，因豌豆豆粒圆润鲜绿，十分好看，也常被用来作为配菜，以增加菜肴的色彩，促进食欲。

【营养价值】

豌豆含有糖类、维生素、脂肪、氨基酸、钙质、豆沙质等多种营养成分，对人体有很大的益处。其蛋白质、磷的含量比其他豆类都高，所含的赤霉素、植物凝集素等能抗菌消炎，还含有能分解亚硝胺的酶等。

【保健功效】

豌豆性平，味甘，具有和中益气、利小便、解疮毒、下乳汁的功效，适用于高血压、心脏病、消渴、气虚血亏之水肿尿少等症状。

豌豆是典型的高钾低钠食物，是防治高血压的好食品。而且豌豆含铬、锌等微量元素较多，铬有利于糖和脂肪的代谢，维持胰岛素的正常功能，缺铬易导致动脉粥样硬化并由此而引发高血压。因此，高血压患者宜食豌豆及豌豆制品，多食豌豆苗也有较好的降压作用。

豌豆苗的嫩叶中含有丰富的维生素C和能分解体内亚硝胺的酶，可以分解亚硝胺，具有抗癌、防癌的作用。

豌豆所含的赤霉素和植物凝集素等物质具有抗菌消炎、增强新陈代谢的功能。

在豌豆的豆苗中含有较为丰富的纤维素，可以防止便秘，有清肠的作用。

【饮食宜忌】

宜：一般人都可食用，尤其适合高血压、糖尿病、高脂血症、动脉硬化、腹胀、下肢水肿等患者食用，也适合女性产后乳汁不通者食用。

忌：豌豆多食会引发腹胀，推荐量每次不超过50克。脾胃虚弱者不宜多食，以免引起消化不良。许多粉丝是用豌豆等豆类淀粉制成的，在加工时往往会加入明矾，经常大量食用会使体内的铝增加，影响健康。

【健康食谱】

豌豆黄

原料：白豌豆250克，食碱、白糖各适量。

制法：

1. 白豌豆稍磨去皮，用凉水浸泡两小时以上。

2. 用铜锅烧水，将去皮的豌豆放入锅内，加碱，将豌豆煮成粥状，然后带原汤过罗。

3. 将过罗的豌豆粥放入炒锅内加白糖，炒约30分钟，即可出锅。

4.把出锅后的豆泥倒入白铁模具内，盖上光滑的薄纸，防止裂纹，还可保洁，晾凉后即成豌豆黄。

功效：有清肠作用，可防止便秘。

刀　豆

其豆荚很长，其形如刀。荚脆嫩，肉厚味鲜，可做鲜菜炒食，老熟种子可煮食。我国长江流域及南方各省均有栽培，以华南、西南、江浙为多。其根亦供药用。

【营养价值】

刀豆所含各种营养物质可维持人体正常代谢功能，促进人体内多种酶的活性，从而增强机体免疫力，提高人体的抗病能力。

【保健功效】

补肾，散寒，下气，利肠胃，止呕吐，止咳喘。主治呃逆、反胃呕吐、久泻久痢、脾胃虚弱、咳嗽、哮喘、食道癌、胃癌、肝癌。

【饮食宜忌】

宜：一般人都可食用，脾胃虚弱者尤适用，也可改善重症患者或癌肿引起的呃逆。

忌：食用刀豆时，应去荚的两个尖，并炒透、煮熟，以免中毒，胃热盛者应少食。

【健康食谱】

刀豆根红茶汤

原料：刀豆根50克，红茶50克，蜂蜜30克。

制法：先将刀豆根、红茶入锅加水800毫升，煎煮40分钟，滤出药液，再调入蜂蜜食用。

功效：老年咳嗽。

马铃薯

马铃薯又名土豆，是茄科茄属植物，是一种粮食兼用型的蔬菜，与稻、麦、玉米、高粱一起被称为全球五大农作物，原产地是海拔3000多米的南美高地。在法国，土豆被称为“地下苹果”。土豆营养成分齐全，而且易为人体消化吸收，在欧美享有“第二面包”的称号。

【营养价值】

马铃薯所含淀粉、蛋白质、维生素C极为丰富，而其所含的营养成分中淀粉含量居第一位。另外，它还含有脂肪、粗纤维、钾、钙等。马铃薯含有的营养比谷类食物、苹果等都优，而且含有的蛋白质为完全蛋白，营养易被人体吸收。

【保健功效】

中医认为，马铃薯性味甘平，具有和胃调中、益气健脾、强身益肾、消炎、活血消肿等功效。

现代医学认为，马铃薯富含粗纤维，可促进胃肠蠕动，加速胆固醇在肠道内的代谢，具有通便和降低胆固醇的作用，可以治疗习惯性便秘和预防血胆固醇增高。

马铃薯淀粉在人体内被缓慢吸收，不会导致血糖过高，可用作糖尿病患者的食疗。

马铃薯热能低，并含有多种维生素和微量元素，是理想的减肥食品。

马铃薯含钾量高，适量食用可使中风机会下降。

马铃薯对消化不良也有特效，是胃病和心脏病患者的良药及优质保健食品。

【饮食宜忌】

宜：一般人都可以食用，尤其适合减肥者。

忌：食用马铃薯要特别注意，不要食用发了芽的马铃薯，它会使人出现呕吐、恶心、腹痛、头晕等中毒症状，严重者甚至会死亡。如果发现马铃薯有芽眼，则应将它除掉，否则也会危害健康。

【健康食谱】

罗宋汤

原料：马铃薯200克，牛肉250克，胡萝卜、番茄、洋葱各100克，蛋2个。

制法：先将马铃薯、胡萝卜、番茄、洋葱分别去皮洗净，并切成小块。牛肉也洗净切块，然后全部放入锅中加水煮，待汤熬浓时，放入蛋煮好即可。

功效：消食开胃、补气补血、强筋壮体，对慢性胃炎、疲劳、痛风等疗效明显。

山　药

山药又称薯蓣、薯药、长薯，为薯蓣科多年生缠绕草本植物的块茎。而山药中又以淮（怀）山药为最，是我国卫生部公布的食药两用蔬菜，是一种具有高营养价值的健康食品。淮山药是一种保健蔬菜，又名淮参、薯蓣，外国人称其为“中国人参”。

【营养价值】

山药含水分75%左右，碳水化合物14.4%～19.9%、蛋白质1.5%～2.2%，脂肪0.1%～0.2%，碳水化合物以淀粉为主。山药中的黏性物质是由甘露聚糖与球蛋白结合而成的黏蛋白。山药中含多种酶，尤其是淀粉酶含量较高。现代研究认为，山药除了蔬菜中的一般营养外，还含有丰富的保健因子，如山药素、尿囊素、皂苷、胆碱及8种人体必需的氨基酸和矿物质。

【保健功效】

山药营养价值很高，它含有人体需要的多种氨基酸、维生素C和黏液质，对人体有很好的滋养补益作用。所含的淀粉酶可帮助消化，增进食欲。

据现代药理研究表明，山药对实验性动物糖尿病有预防作用，并有降血糖作用；有诱生干扰素，增加机体免疫功能，改善冠状动脉和微循环的血流等作用，并能祛痰、镇咳、平喘。

山药还为病后康复食补佳品。山药含脂肪较少，几乎为零，而且所含的黏蛋白能预防心血管系统的脂肪沉积，阻止动脉过早发生硬化；可增加人体T淋巴细胞，增强免疫功能，延缓细胞衰老。所以“常服山药延年益寿”的说法是科学的。山药中的黏液多糖物质与无机盐类相结合，可以形成骨质，使软骨具有一定弹性；此外，山药还有很好的减肥健美功用。

【饮食宜忌】

宜：一般人都可食用。食用山药时，应先去皮，以免产生麻、刺等异常口感。

忌：便秘和腹胀症状者忌食。

【健康食谱】

山药红枣粥

原料：山药100克，粳米100克，红枣适量。

制法：洗净山药，去皮切片，将其捣成糊。洗净红枣，浸泡在温水中，捞出后去核。淘净粳米，然后将红枣与粳米一起放入锅中煮成粥。稠粥将成时，把山药糊调入搅匀即可。

功效：健脾补血，降压益气，对贫血、高血压、慢性肠炎、腹泻等有益。

红　薯

红薯，又名白薯、甘薯、番薯、山芋、地瓜等。它味道甜美，营养丰富，又易于消化，可供给大量的热量，有的地区还将它作为主食。此外，它还有着“土人参”的美誉。

【营养价值】

红薯含有糖类、蛋白质、脂肪、胡萝卜素、维生素C、维生素B_1、维生素B_2、烟酸、钙、磷、铁等。

【保健功效】

红薯含有大量的膳食纤维，在肠道内无法被消化吸收，能刺激肠道，增强蠕动，通便排毒，尤其对老年性便秘有较好的疗效。

《本草纲目》记载，红薯有“补虚乏，益气力，健脾胃，强肾阴”的功效。

《金薯传习录》说它有6种药用价值：治痢疾和泻泄，治酒积和热泻；治湿热和黄疸；治遗精和白浊；治血虚和月经失调；治小儿疳积。

《陆川本草》说，红薯能生津止渴，治热病口渴。实际上红薯也是一种理想的减肥食品。

【饮食宜忌】

宜：适宜脾胃气虚、营养不良、习惯性便秘、慢性肝病和肾病及癌症等患者食用。红薯和米面搭配着吃，并配以咸菜或喝点菜汤可避免红薯引起的烧心。

忌：红薯含有气化酶，一次吃得过多会发生烧心、吐酸水、肚胀排气等现象。食用凉的红薯也可致上腹部不适。胃肠疾病及糖尿病等患者忌食红薯。

【健康食谱】

拔丝红薯

原料：红薯500克，熟芝麻25克，植物油500克，白糖150克。

制法：

1.将红薯去皮，切成大小适中的块。用七成热的油把红薯块炸至浅黄，待红薯熟后捞出备用。

2.用100克清水煮白糖，并用勺子不断搅动。待白糖起花，把炸好的红薯块放入，翻炒均匀，使糖花均匀地挂在红薯块上。然后取芝麻撒在红薯上，迅速装盘即可。

功效：红薯富含膳食纤维，此菜可促进肠道蠕动，防止便秘，预防肠炎。

芋　头

芋头又称芋艿、芋奶、芋鬼和香芋等，为天南星科多年生草本植物芋的地下球质球茎。它煮、炒皆宜，亦可作主食充饥，并且是一味良药。因其口感细软、绵甜香糯而享有盛名。

【营养价值】

芋头的营养价值很高，块茎中的淀粉含量达70%，既可当粮食，又可作蔬菜，是老幼皆宜的滋补品，秋补素食一宝。芋头还富含蛋白质、钙、磷、铁、钾、镁、钠、胡萝卜素、烟酸、维生素C、维生素B_1、维生素B_2、皂角苷等多种成分。

【保健功效】

芋头性平，味甘、辛，有小毒。其能益脾胃，调中气，化痰散结，可治少食乏力、瘰疬结核、久痢便血、痈毒等病症。

芋头所含的矿物质中，氟的含量较高，具有洁齿防龋、保护牙齿的作用。

芋头中含有多种微量元素，能增强人体的免疫功能，可作为防治癌瘤的常用药膳主食。在癌症手术或术后放疗、化疗及其康复的过程中，有较好的辅助作用。

【饮食宜忌】

宜：一般人都可食用，比较适宜淋巴结肿大、瘰疬、龋齿、便秘、癌症、妇女乳腺增生等患者食用。芋头必须熟透食用，生芋汁可能引起皮肤过敏等症状，若出现过敏症状，可用生姜擦拭。

忌：腹中胀满及糖尿病患者应当少食或忌食。

【健康食谱】

芋头丸

原料：生芋头1000克，陈海蟹100克，荸荠100克。

制法：将生芋头晒干后磨成粉末。去掉陈海蟹盐分，然后与荸荠一起洗净，放入锅中加水煮，待荸荠和陈海蟹煮得烂熟后去渣，然后加芋头粉末制成丸子状即可。

功效：解毒消肿，化痰去热，对治疗癌症等有一定的功效。

魔　芋

魔芋又名鬼头、鬼芋，它的原料是一种芋头，这种芋头是多年生的草本植物。它含有大量甘露糖苷、维生素、植物纤维及黏蛋白，具有奇特的保健作用和医疗效果，被人们誉为“魔力食品”。同时，它又具有神奇的药用价值，被称为“胃肠清道夫”、“天赐神药”。

【营养价值】

每100克魔芋精品含葡萄甘露聚糖79.37克，蛋白质1.64克，灰分3.85克，钙48毫克，磷57毫克，铁4.06毫克；并含锌、铜、锰等矿物质和各种必需微量元素11种、生物碱、桦木酸、β-谷甾醇、豆甾醇、羽扇醇、蜂花烷、β-谷甾醇棕榈酸酯、葡萄糖、半乳糖、鼠李糖、木糖以及胡萝卜素、硫胺素、核黄素、抗坏血酸等。

【保健功效】

魔芋具有降血脂、降血糖、解毒消肿、抑菌、抗炎、化痰、散结、行瘀等功能，对肥胖、便秘、饱胀、肺寒、高血脂、高血压、冠心病、动脉硬化、糖尿病等都有较好或特殊疗效。经科研人员研究发现，魔芋对防治结肠癌、乳腺癌有特效，还可防治食道癌、脑瘤。

【饮食宜忌】

宜：一般人都可食用，尤其适合糖尿病患者和肥胖者食用。

忌：生魔芋有毒，必须煎煮3小时以上才可食用，每次不宜多吃，以80克左右为宜。痼疾者忌食魔芋；食魔芋伤胎，孕妇也应忌食。

【健康食谱】

魔芋豆腐

原料：魔芋片500克，大米（或玉米）250克。

制法：

1.魔芋片和大米（或玉米）浸在水中，浸时多换水清除残毒，待发胀后，再用石磨磨成浆，放入锅内煮熟，即成魔芋豆腐。

2.芋浆在锅中加热时，应用木棍不断搅拌，待完全煮熟，即铲起放入簸箕摊晾，摊晾厚度不超过2.5～3厘米。

3.摊晾后，用刀切成块状，置水中浸泡数天，并常换水，待水没有怪味时，即可食用。芋片膨胀系数为20～30倍，所以煮时锅内应放足水。

功效：此菜有减少体内胆固醇积累的作用，对防治高血压、动脉硬化有重要意义。

第四章

坚果、干果：营养加分，珍果为益

坚果、干果一般不作为主食食用，但习惯上还是将其归入杂粮一类。坚果、干果类虽不是三餐饮食结构中的必需，但因其营养丰富，所以在人体健康拼图上仍占据了重要位置。比起其他杂粮，坚果、干果类最大的特点是含有大量不饱和脂肪酸，对心脑血管保护及抗衰老非常有益，可谓真正的健康零食。

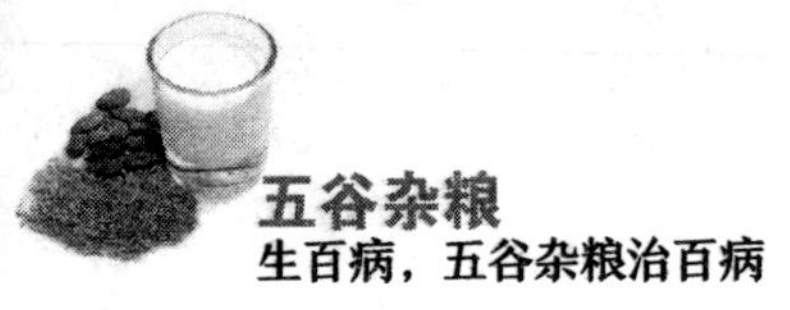

榛　子

榛子，又称山板栗、尖栗、棰子等。它形似栗子，外壳坚硬，果仁肥白而圆，有香气，含油脂量很大，吃起来特别香美，余味绵绵，因此成为最受人们欢迎的坚果类食品，有“坚果之王”的称号。

【营养价值】

榛子营养丰富，除含有蛋白质、脂肪、糖类外，胡萝卜素、B族维生素的含量也很丰富；榛子中人体所需的8种氨基酸样样俱全，且含量远远高过核桃；其钙、磷、铁的含量也高于其他坚果。

【保健功效】

榛子富含油脂，有利于脂溶性维生素在人体内的吸收，对体弱、病后体虚、易饥饿的人都有很好的补养作用；榛子有天然香气，有开胃之功；榛子里包含抗癌化学成分——紫杉酚。中医认为，榛子性平，味甘，入脾，开胃，滋养气血，明目。主治不欲饮食、体倦乏力、形体消瘦、肢体疲软、病后体虚、视物不明等病症，并对消渴、盗汗、夜尿频多等肺肾不足之证颇有益处。

【饮食宜忌】

宜：一般人都可以食用，也是癌症、糖尿病患者适合食用的坚果补品。

忌：榛子含有丰富的油脂，因此，胆功能严重不良者应慎食。另外，存放时间较长的榛子也不宜食用，发黑的榛子也要忌食。脾胃虚弱、消化不良或患有风湿病的人也不宜食用榛子。

【健康食谱】

榛子山药饮

原料：榛子60克，山药50克，党参12克，陈皮10克。

制法：榛子去皮壳洗净，山药洗净去皮切小块，党参、陈皮加水500毫升，文火煮30分钟，去渣取汁。以药汁煮榛子肉、山药块，小火熬熟。

功效：本饮品具有健脾益胃、强身健体的功效，对于病后体虚、食少疲乏者有良好的补益作用。

板　栗

板栗又称毛栗、栗子、瑰栗、风栗，为壳头科木本植物栗子的种仁。它是我国的特产，素有“干果之王”的美誉，在国外，它还被称为“人参果”。研究发现，板栗对肾脏有着很强的滋补功能，故又被称为“肾之果”。

【营养价值】

据科学实验证实，栗子的营养丰富。果实中糖和淀粉的含量高达70.1%，此外，还含有脂肪、钙、磷、铁和多种维生素，特别是维生素C、B族维生素和胡萝卜素的含量较一般干果高。

【保健功效】

栗子的药用价值亦颇高。南梁陶弘景说其能“益气，厚肠胃，补肾气”。《本草纲目》则称其可“治肾虚，腰脚无力”，“以袋盛生栗悬干。每日吃十余颗，次吃猪肾粥助之，久必强健”。

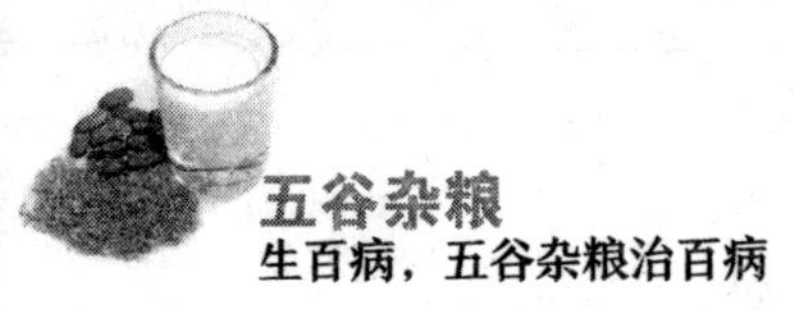

历代著名中医都认为栗子味甘性温，无毒，入脾、胃、肾三经，功能补脾健肾、补肾强筋、活血止血，适用于脾胃虚寒引起的慢性腹泻，肾虚所致的腰酸膝软、腰肢不遂、小便频数以及金疮、折伤肿痛等症。因而，肾虚者不妨多吃栗子。

栗子粥既能与粳米一起健运脾胃，增进食欲，又能补肾强筋骨。

板栗含有核黄素（维生素B_2），常吃对日久难愈的小儿口舌生疮和成人口腔溃疡有益。

【饮食宜忌】

宜：一般人都可食用，尤其适宜身体虚弱、腰酸腿痛、小便频数、内寒泄泻、支气管哮喘等患者食用，也很适宜老年人食用。

忌：板栗生吃难消化，热食又易滞气，所以，一次不宜多食。因板栗含糖分高，糖尿病患者当少食或不食；消化不良或患有风湿病的人不宜食用。

【健康食谱】

板栗烧鸡

原料：童子鸡1500克，栗子300克，猪肉100克，香菇少许，姜、葱、精盐、味精、黄酒各少许。

制法：

1. 把鸡择净。猪肉洗净，切成2厘米见方的小块，放入沸水锅内煮约半分钟，捞起沥去水。

2. 用刀将栗子外壳划破成十字形后，放入沸水锅滚约20分钟，剥去壳和衣膜后，再用沸水焯约1分钟捞起。

3. 取炖盅1个，按顺序放入猪肉、去蒂洗净的香菇、鸡、姜片、精盐、味精、黄酒和开水1500毫升，用中火炖约90分钟至软烂，去掉姜、葱，撇去浮沫，再用中火炖30分钟即成。

功效：适合体质较弱者食用，可养胃、补肾、强筋、活血。

核　桃

核桃又名胡桃，在国际市场上它与扁桃、腰果、榛子一起，并列为世界四大干果。在国外称其为“大力士食品”、“营养丰富的坚果”、“益智果”；在国内则享有“万岁子”、“长寿果”、“养人之宝”的美称。

【营养价值】

核桃含有蛋白质、脂肪、糖类、钙、磷、铁、钾、铬、镁、锌、锰、胡萝卜素、维生素B_1、维生素B_2、烟酸、维生素E等营养成分，是一种营养丰富的滋补品。

【保健功效】

核桃性温，味甘，具有补肾固精、温肺定喘、补脑益智、养血益气、润肠通便、排出结石之功效。

现代医学研究认为，核桃中的磷脂，对脑神经有良好的保健作用。

它所含丰富的维生素E及B族维生素等，能帮助清除氧自由基，且可补脑益智、增强记忆力、抗衰老。

现代研究还表明，核桃含脂肪高达63%，且核桃油中含有大量不饱和脂肪酸，能降低胆固醇，对防治高血压、冠心病和动脉硬化症很有好处。

核桃所含铬、镁、锌、锰等微量元素对保护心脑血管很有益。

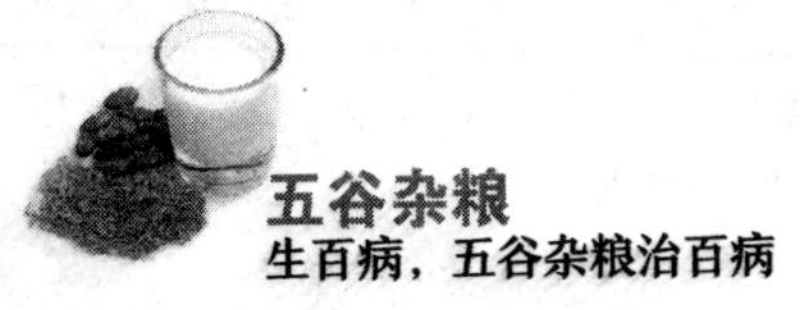

核桃所含萘醌化合物和维生素E等，又是良好的抗癌物质，能预防多种癌症。

核桃所含丙酮酸能阻止胆结石的形成，并可帮助排出胆结石。

【饮食宜忌】

宜：核桃适宜久咳久喘、慢性气管炎、支气管哮喘、神经衰弱、肺心病、肺气肿、阳痿、遗精、腰腿酸痛无力、耳鸣眼花、肠燥便秘、尿道结石、胆结石、高血压、冠心病、动脉硬化、老人虚弱、妇人脏躁及产后虚弱等患者食用。糖尿病患者也可适量食用。

忌：核桃性温，凡阴虚火旺、鼻出血、咯血等患者忌食；又因它能滑肠通便，故便溏腹泻者也应忌食。因核桃含有较多的脂肪，所以一次不宜吃得太多，否则会影响消化，应以每次20克为宜。

【健康食谱】

核桃粥

原料：核桃2个，红枣6枚，糯米50克，黄豆、花生米各少许，冰糖少许。

制法：

1. 把所有原料洗净，温水浸泡半小时。

2. 糯米入锅，加清水煮开，加入碎核桃仁、去核的红枣和黄豆、花生米熬至熟烂，加少许冰糖调味即可。

功效：此粥易消化、易吸收，核桃能改善孩子遗尿症状。

松 子

松子又名罗松子、海松子、红松果等。人们一直把它视为“长寿果”、“坚果中的精品”，对它异常喜爱。唐代的《海药本草》中有这样的记载：“海松子间胃肠，久服轻身，延年益寿。”

【营养价值】

每100克松子中含蛋白质16.7克，脂肪63.5克，碳水化合物9.8克，粗纤维4.6克，灰分2.7克，钙78毫克，磷236毫克，铁6.7毫克。其脂肪大部分为油酸和亚油酸等不饱和脂肪酸，并含掌叶防己碱、挥发油等。

【保健功效】

中医认为，松子仁具有强阳补骨、和血美肤、润肺止咳、润肠通便的功效。

现代医学认为，松子中的磷和锰含量丰富，对大脑和神经有补益作用，是学生和脑力劳动者的健脑佳品，对阿尔茨海默病也有很好的预防作用。

松子中的脂肪成分是油酸、亚油酸等不饱和脂肪酸，有很好的软化血管的作用，是中老年人保护血管的理想食物。

松子含有丰富的油脂，能润肠通便，并且有很好的润肤美容功效，能延缓衰老；经常食用松子有强身健体、提高机体抗病能力、增进性欲、使体重增加等作用。

【饮食宜忌】

宜：一般人都可以食用，老年人和脑力工作者最宜食用。

忌：存放时间较长的松子会产生“油哈喇”味，不宜食用。

有严重腹泻、脾虚、肾虚、湿痰的人要少吃松子。

【健康食谱】

三仁粥

原料：柏子仁25克，松子仁20克，郁李仁25克，粳米100克。

制法：先打碎郁李仁，然后放入锅中加水煮，约20分钟后取汁备用。粳米淘净与打碎的柏子仁、松子仁一起放入锅中，加郁李仁汁和适量的水煮，粥稠即可。

功效：安神养心，通便润肠。

杏　仁

杏仁不仅是一种营养素密集型坚果，含有丰富的营养元素，在许多文化中，它还是浪漫和健康的代表。杏仁中富含的维生素E在希腊语中是“小孩新生”的意思，因此，罗马人喜欢向新婚夫妇撒杏仁，寄予美好的愿望。它有苦杏仁和甜杏仁两种。甜杏仁既可以作为休闲小吃，又可以做凉菜；苦杏仁一般用来入药。

【营养价值】

苦杏仁含氰苷（苦杏仁苷），经酶水解，产生氢氰酸、甲醛及葡萄糖，此外尚含酶和脂肪油。甜杏仁含有苦杏仁苷、脂肪油、糖分、蛋白质、树脂、扁豆苷、杏仁油。

【保健功效】

现代医学认为，苦杏仁能止咳平喘，润肠通便，可治疗肺病、咳嗽等疾病。

甜杏仁和日常吃的干果大杏仁偏于滋润，有一定的补肺作用；能够降低人体内胆固醇的含量，降低心脏病和很多慢性疾病的发病危险。

杏仁还有美容功效，能促进皮肤微循环，使皮肤红润光泽，对骨骼生长有利；其所含的脂肪几乎都是不饱和脂肪酸，能祛除胆固醇，预防动脉硬化。

中医临床常将其作为中药用，能润肺止咳，可治疗咳嗽、气喘、痰多等症，对干性、虚性咳嗽尤其有效。

【饮食宜忌】

宜：一般人都可食用，尤其适合有呼吸系统疾病的人。癌症患者以及术后放疗、化疗的人也适宜食用。

忌：苦杏仁有毒，不可生食。杏虽好吃，但不可吃得过多，因其所含的苦杏仁苷的代谢产物会导致组织细胞窒息，严重者会抑制神经中枢，导致呼吸麻痹，甚至死亡。产妇、幼儿，特别是糖尿病患者不宜吃。

【健康食谱】

杏仁雪梨汤

原料：南杏仁、北杏仁各10克，雪梨1个，白糖30克。

制法：

1. 先将南、北杏仁用水稍浸去皮；雪梨去皮和核，切成四块。

2. 炖盅内注入200毫升清水，放入南北杏仁、雪梨和适量白糖，加盖隔水炖1小时，即可食用。

功效：此汤有润肺化痰、清热生津的功效。

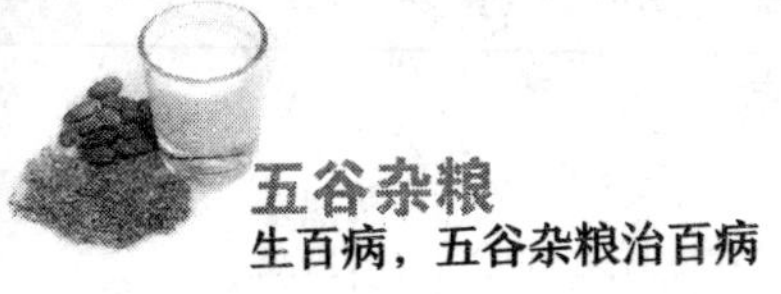

腰　果

腰果又名鸡腰果、介寿果，因其坚果呈肾形而得名。腰果果实成熟时香飘四溢，甘甜如蜜，清脆可口，为世界著名的四大干果之一。它还是女性丰胸的一种有效食品。

【营养价值】

腰果的果仁不仅含脂肪、蛋白质、淀粉、糖及少量矿物质钙、镁、钾、铁、磷，还含有维生素A、维生素B_1、维生素B_2、维生素B_6、维生素E和亚麻油酸、不饱和脂肪酸等。

【保健功效】

腰果富含蛋白质、脂肪、维生素A、B族维生素等利胸益乳的成分，不仅有助于雌激素的分泌，使乳腺管日益增长，对乳房发育起到重要的作用，而且对产后妇女乳汁分泌不足也有一定的功效。

腰果中含有大量的蛋白酶抑制剂，能控制癌症病情。

腰果中维生素B_1的含量仅次于芝麻和花生，有补充体力、消除疲劳的效果，适合易疲倦的人食用。

腰果中的某些维生素和微量元素成分有很好的软化血管的作用，对保护血管、防治心血管疾病大有益处。

腰果含丰富的维生素A，是优良的抗氧化剂，能使皮肤有光泽，气色变好。

腰果含有丰富的油脂，可以润肠通便，润肤美容，延缓衰老。

经常食用腰果可以提高机体抗病能力，增进性欲，使体重增加。

【饮食宜忌】

宜：腰果是老少皆宜的食物，尤其适合产后乳汁分泌不足的产妇、皮肤干燥以及容易疲劳的人食用。

忌：因腰果含油脂丰富，故不适合胆功能严重不良者食用。哮喘病患者应慎食腰果。对鱼、虾食物均过敏的人，也极有可能对腰果过敏。腰果含有多种致敏原，有过敏体质的人吃了腰果，常常引起过敏反应，严重的吃一两粒腰果，就会引起过敏性休克，如不及时抢救，往往发生不良的后果。为了防止产生上述现象，没有吃过腰果的人，不要多吃。可先吃一两粒后停十几分钟，如果不出现嘴内刺痒、流口水、打喷嚏便可再吃。

【健康食谱】

腰果虾仁

原料：虾仁200克，腰果250克，鸡蛋清少许，高汤50毫升，色拉油适量，葱、姜少许，淀粉适量。

制法：

1. 把虾仁洗干净，沥干水分，加少许精盐，再加少许葱、姜、鸡蛋清、干淀粉，拌匀。

2. 腰果下油锅，炒至淡黄色时出锅。

3. 将已经调好的虾仁倒入四成热的油锅，轻轻将虾仁划散，起锅。

4. 锅底放少许色拉油，烧沸，倒入高汤，放少许味精、精盐、湿淀粉，做成芡汁，再倒入腰果、虾仁炒匀，起锅装盘，即成。

功效：可以润肠通便，并且具有很好的润肤美容功效，能延缓衰老。

枸　杞

枸杞又名地骨子、杞子、甘杞子，为茄科植物枸杞的干燥成熟果实，属于木本植物，浆果呈鲜红色，形似纺锤，更似红玛瑙坠。它还是一种名贵的中药，营养成分十分丰富，并有很高的药用价值。

【营养价值】

枸杞营养成分十分丰富，不仅含铁、磷、钙等物质，而且还含有大量糖、脂肪、蛋白质及氨基酸、多糖色素，以及维生素、甾醇、苷类等。

【保健功效】

枸杞有润肺清肝、滋肾、益气、生精、助阳、祛风、明目、强筋骨的功能。

《本草纲目》记载枸杞的功能为“滋肝补肾，益精明目”。主治虚劳肾亏，腰膝酸痛，眩晕耳鸣，内热消渴，血虚萎黄，目昏不明。正如《本草汇言》记载：“枸杞能使气可充，血可补，阳可生，阴可长，风湿怯，有十全之妙用焉。”

现代药理对枸杞果实做了更深入的研究，认为其有提高机体免疫力的功能；能抗突变，延缓衰老；抗肿瘤，降低血脂，降低胆固醇；抗疲劳，明目；保护肝脏。

【饮食宜忌】

宜：一般人都可食用。一般来说，健康的成年人每天吃20克左右的枸杞比较合适，如果想起到治疗的效果，每天最好吃30克左右。

忌：脾虚泄泻、外邪实热的人忌食。

【健康食谱】

枸杞鹌鹑

原料：鹌鹑3只，银耳50克，枸杞50克，盐、味精、黄酒、姜、高汤各适量。

制法：

1. 鹌鹑洗净剁成小块，入沸水中焯透，捞出过凉控水，放在碗中。

2. 银耳、枸杞洗净，入清水中浸泡15分钟，捞出放在鹌鹑上，放上姜片。

3. 锅内加适量高汤烧开，加上盐、味精、少量黄酒拌匀，浇在鹌鹑上，再把碗放进蒸笼蒸20分钟，取出即可。

功效：有健脑明目之功效。

大　枣

大枣又名红枣、干枣、枣子，为鼠李科落叶灌木或乔木枣树的成熟果实。它起源于中国，在中国已有4000多年的种植历史。自古以来就被列为“五果”（桃、李、梅、杏、枣）之一。大枣最突出的特点是维生素含量高，据国外的一项临床研究显示，连续吃大枣的患者，健康恢复比单纯吃维生素药剂者快3倍以上。因此，大枣就有了“天然维生素C丸”的美誉。

【营养价值】

每100克鲜枣含维生素C高达400毫克，为橘子的8倍以上，是香蕉的50～100倍，梨的75～100倍，苹果的50倍以上，故大枣被称为“天然维生素C丸”。大枣中还含有谷氨酸、赖氨酸、精氨酸等14种氨基酸；苹果酸、酒石酸等6种有机酸；并且含有36种微量元素。

【保健功效】

大枣性平，味甘。其具有补中益气、养血安神、健脾和胃之功效，是滋补阴虚的良药。

干枣含糖量很高，对促进小儿生长和智力发育很有好处；所含钙、铁对防治老年性骨质疏松症和贫血十分有益；所含维生素P能降低血清胆固醇和甘油三酯，有利于防治高血压、动脉硬化、冠心病和中风。

大枣所含环磷酸腺苷、维生素C、维生素P等，既能防治心血管疾病，又能防癌抗癌，大枣所含达玛烷皂苷具有抗疲劳的作用。

常食大枣可收到增加肌力、调和气血、健体美容和抗衰老之功效。

【饮食宜忌】

宜：凡气血不足、脾胃虚弱、营养不良、心慌失眠、贫血、肝病、白细胞或血小板减少、心血管疾病、免疫力低下、癌症患者，均适宜食用大枣。

忌：凡痰湿偏盛、湿热内盛、腹部胀满者忌食；因其糖分含量较高，所以糖尿病患者应当少食或者不食。腐烂的大枣在微生物的作用下会产生果酸和甲醇，人吃后会出现头晕、视力障碍等中毒反应，严重者可危及生命，因此腐烂的大枣不宜吃。大枣也不宜与海蟹同吃，否则容易患寒热病。

【健康食谱】

红枣粥

原料：大枣30枚，泡好的米1杯，水5杯。

制法：

1. 大枣去核洗净，入沸水锅中煮一下。

2. 把泡好的米和煮过的大枣烫一下。

3. 米放在平锅里，倒入适量的水后，用木勺边搅边熬。白米粥快熬好时，放上大枣搅拌着再熬一会儿，待粥变黏稠即成。

功效：补血，适用于缺铁的女性。

莲 子

莲子，又称藕实、莲实、睡莲子等，为睡莲科多年生水生草本植物莲的成熟种子。它是常见的老少皆宜的滋补之品，有很好的滋补作用。

【营养价值】

莲子富含蛋白质、脂肪、淀粉、碳水化合物、生物碱、黄酮类化合物、维生素C、钾、铜、锰、钛、钙、铁等人体所需的多种营养素。

【保健功效】

莲子中的钙、磷和钾含量非常丰富，是构成骨骼和牙齿的成分。丰富的磷还是细胞核蛋白的主要组成部分，可帮助机体进行蛋白质、脂肪、糖类代谢，并能维持酸碱平衡，对精子的形成也有重要作用。

莲子心可促进凝血，使某些酶活化，维持神经传导性、肌肉的伸缩性和心跳的节律、毛细血管的渗透压、体内酸碱平衡，因而具有安神养心的作用。中老年人特别是脑力劳动者经常食用，可以健脑，增强记忆力，提高工作效率，并能预防阿尔茨海默病的发生。

莲子心味道极苦，有显著的强心作用，能扩张外周血管，降低血压。莲子心还有祛心火的功效，可以治疗口舌生疮，并有助于睡眠。

莲子心性寒味苦，能清热降火，降血压，止汗，并能治盗汗、梦遗滑精。

【饮食宜忌】

宜：一般人都可以食用，尤其适合于食欲不振、惊悸失眠、肾虚遗精者食用。莲子心味苦，研末后吞食较好。

忌：腹部胀满与大便燥结者忌食莲子；气瘀腹胀、溺赤便秘、外感初起或病后热未尽之时忌用。变黄发霉的莲子不要食用。

【健康食谱】

莲子甘草汤

原料：莲子心2克，生甘草3克，冰糖10克。

制法：三者一起煮成汤。

用法：每日数次，当饮料食用。

功效：清心宁神，主治心火旺型心神不宁、烦躁心悸及虚证心悸。

葵花子

葵花子，又名天葵子、向日葵、向日花子、葵子，是向日葵的成熟种子。它不但可以作为零食食用，还可以作为制作糕点的原料。葵花子还含有大量的油脂，因此它也是一种重要的榨油原料。葵花子油近年来也深受营养学界的推崇，认为其既高档又健康。

【营养价值】

葵花子中含有丰富的铁、锌、钾、镁等矿物质；它所含的脂肪也相当高，而且主要为不饱和脂肪酸，不含胆固醇；其维生素的含量也很高。

【保健功效】

中医认为，葵花子性平，味甘，具有清湿热、散滞气、平肝降压、益气滋阴、通便驱虫等功效。主治体虚便秘、头昏耳鸣、白痢、痈肿、高血压、蛲虫病等症。

葵花子中丰富的铁、锌、钾、镁等矿物质具有防止发生贫血等疾病的作用，而且含有大量的维生素A，让人的双眸更明亮。

葵花子是维生素B_1和维生素E的良好来源。据说每天吃一把葵花子就能满足人体一天所需的维生素E。对稳定情绪、防止细胞衰老、预防成人疾病都有好处，对癌症、高血压和神经衰弱有一定的预防作用。

【饮食宜忌】

宜：专家告诫，如果一次吃葵花子量太多，不仅会引起舌尖部肿痛、红肿、起血泡等现象，还会影响消化，诱发腹痛，同时让人产生烦躁感。所以，一次吃葵花子的量最好以250克为上限。

忌：由于葵花子中含有一定的糖分，糖尿病患者应该尽量少吃，如果每天吃500克的葵花子，对血糖肯定会有影响，不利于糖尿病患者控制血糖。另外，患有肝炎的患者，最好不要嗑葵花子，因为它会损伤肝脏，引起肝硬化。

【健康食谱】

葵花子鸡汤

原料：葵花子仁120克，母鸡1只（去毛、内脏）。

制法：将葵花子仁、母鸡洗净，加水清炖至熟。

功效：可治眩晕等病症。

花　生

花生又名落花生、及地果、唐人豆，为蝶形花科植物花生的种子。因其善于滋养补益，有助于延年益寿，所以民间又称其为“长生果”，并且和黄豆一起并称“植物肉”、“素中之荤”。

【营养价值】

花生含有丰富的维生素、蛋白质、碳水化合物、脂肪、膳食纤维、水分、钙、磷、铁、胡萝卜素等，它还含有少量的磷脂、生物碱、嘌呤等。

【保健功效】

现代医学证明，花生有止血作用。花生红衣的止血作用比花生高出50倍，对多种出血性疾病都有良好的止血功效；花生能增强记忆，抗老化，延缓脑功能衰退，滋润皮肤；花生中的不饱和脂肪酸有降低胆固醇的作用，可防治动脉硬化、高血压和冠心病；花生中还含有一种生物活性很强的天然多酚类物质——白藜芦醇。这种物质是肿瘤类疾病的化学预防剂，也是降低血小板聚集，预防和治疗动脉粥样硬化、心脑血管疾病的化学预防剂。中医认为花生有扶正补虚、悦脾和胃、润肺化痰、滋养调气、利水消肿、止血生乳的作用。

【饮食宜忌】

宜：一般人都可以食用，特别是病后体虚、手术患者恢复期以及妇女孕期、产后进食花生更有补养效果。

忌：胆管病、胆囊切除者不宜食用。去壳花生和花生粉在温湿条件下易被黄曲霉素污染而变质，花生黄曲霉素是一种较强的致肝癌物质，因此应注意花生的保存条件，不可食用霉烂花生。

【健康食谱】

花生山药粥

原料：花生60克，山药50克，粳米150克，冰糖适量。

制法：先捣碎花生和山药备用。粳米淘净，与花生、山药一起放入锅中加水煮粥，待粥快成时放冰糖调匀即可。

功效：润肺养血，通乳益气。

芝　麻

芝麻又叫胡麻、脂麻、乌麻等，它既可食用，又可做油料。古代养生学家陶弘景对它有着高度的评价："入谷之中，以此为良。"它分为黑、白两种。古人称黑芝麻为仙药，久服人不老。现在，在日常生活中，人们吃的多是芝麻制品：芝麻酱和香油。

【营养价值】

据营养学家科学分析：每100克黑芝麻中含蛋白质21.9克，脂肪61.7克，钙564毫克，磷368毫克，铁50毫克，还含有芝麻素、花生酸、芝麻酚、油酸、棕榈酸、硬脂酸、甾醇、卵磷脂、维生素A、维生素D、维生素E及B族维生素等营养物质。

【保健功效】

现代营养学认为，芝麻对身体虚弱、早衰而导致的脱发效果最好，对药物性脱发、某些疾病引起的脱发也有一定的食疗效果，如常吃芝麻还能增加皮肤弹性；芝麻榨成油不但具有浓郁的香气，可促进食欲，更有利于营养成分的吸收。其中含量仅有0.5%的芝麻素具有优异的抗氧化作用，可以保护心脏，延缓衰老，同时还有良好的抗癌功能。另外，芝麻酱中的钙含量比蔬菜和豆类都高得多，仅次于虾皮，经常食用对骨骼、牙齿的发育都大有益处；芝麻含有大量油脂，因此也有很好的润肠通便的作用。

黑芝麻所含的维生素E有助于头皮内的血液循环，能促进头发的生命力，并对头发起滋润作用，防止头发干燥和发脆。芝麻中富含的优质蛋白质、不饱和脂肪酸、钙等营养物质均可养护头发，防止脱发和白发，使头发保持乌黑靓丽。

黑芝麻富含油脂，用黑芝麻、蜂蜜各30克，拌匀，蒸熟食之，可治疗早年白发，或发枯易落。民间用等量的黑芝麻与何首乌混合研成细末，加蜂蜜制成丸剂，早、晚各服9克，连服数月，对于因贫血、虚弱引起的脱发或须发早白，都有一定效果。

【饮食宜忌】

宜：一般人都可以食用。

忌：黑芝麻虽然有乌发功效，但过犹不及，不宜大量摄取，最适合的食量是：春、夏二季，每天半小匙；秋、冬二季，每天一大匙，超过这个分量会引致脱发。

【健康食谱】

芝麻首乌杞子丸

原料：黑芝麻、何首乌、枸杞各等份。

制法：把三味原料研末，炼蜜为丸，每丸10克重。

用法：每次服1～2丸，每日服2～3次，开水送下，空腹服。

功效：治疗脱发。

第五章

身体的很多毛病都可以通过吃五谷杂粮来缓解

最好的医院是厨房，最好的药材是食物，最好的医生是你自己。不要小看身边的五谷杂粮，身体的很多毛病都是可以通过吃五谷杂粮来缓解的。

感　冒

感冒的一般症状多表现为头痛、鼻塞、恶寒、流涕、发热、全身酸痛等。其主要分普通感冒与流行性感冒，为四季常见病、多发病，尤以春、冬二季为多见。普通感冒常由细菌或病毒引起；流行性感冒则主要由病毒感染所致，并可传染他人，造成流行。

中医学认为，感冒多为风邪侵袭所致。但风邪一般并不单独致病，而常与寒、热、湿、暑相杂致病，因此感冒又分为风寒感冒、风热感冒及暑湿感冒。

风寒感冒的临床症状为恶寒重，发热轻，头痛，无汗，鼻塞流涕，喉痒咳嗽，四肢酸痛，苔薄白而润，脉浮。治宜辛温解表，宣肺散寒。

风热感冒的临床症状为发热重，恶寒轻，咽红肿痛，咳嗽痰黄，口干欲饮，脉浮数。治宜辛凉解表，宣肺清热。

暑湿感冒的临床症状为发热较高，头晕且涨，心中烦热，身倦无汗，时有呕恶，小便短黄，舌苔黄腻，脉濡数。治宜清暑解表。

【五谷杂粮药膳方剂】

糯米方

原料：糯米50克，葱白7根，生姜末6克。

制法：先将糯米煮成粥，起锅前投入葱、姜焖片刻。

用法：每日1次，食粥后盖被静卧。

功效：防治流行性感冒。

黄豆葱白方

原料：黄豆10克，干香菜6克，葱白3根，白萝卜3片。

制法：锅内水煎后，将黄豆、干香菜、葱白、白萝卜放入煮2～3分钟即可。

用法：水煎温服，每日1次，连服5～7日。

功效：防治风寒感冒。

绿豆冰糖方

原料：绿豆50克，绿茶5克，冰糖15克。

制法：将绿豆洗净，捣碎，同茶叶、冰糖一起放入杯中，沸水冲泡，加盖焖20分钟，代茶饮用。

用法：用量随意。

功效：防治咽痛、热咳。

咳　嗽

咳嗽是常见病、多发病，很多疾病，如呼吸道感染、肺炎、咽喉炎、支气管扩张等均可有咳嗽的症状。治疗方法以消炎止咳为主。

【五谷杂粮药膳方剂】

杏仁方

原料：甜杏仁适量。

制法：将甜杏仁炒熟，每日早、晚各嚼食7～10粒；或加适量白糖共捣烂，开水冲服。

用法：每日2次。

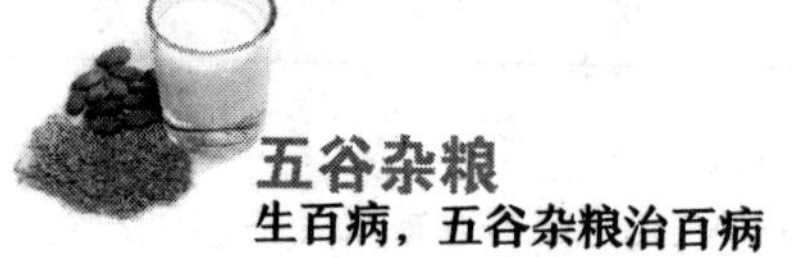

功效：防治肺病虚弱，老年咳嗽，干咳无痰。

豆腐皮方

原料：豆腐皮50克，咸橄榄20颗。

制法：将咸橄榄、豆腐皮洗净入锅，水煎去渣饮服。

用法：每日2次。

功效：防治干咳。

山药茯苓包子方

原料：山药、茯苓各100克，面粉200克，白砂糖50克，猪油50克，果脯100克，碱适量。

制法：先将山药、茯苓研成细粉，共入碗中，加水适量调匀，蒸30分钟后加入白糖、猪油、果脯，拌搅成馅，另取面粉加水和碱发酵，加入药馅，做成包子，上蒸笼蒸熟即可。

用法：空腹当点心服用。

功效：防治肺虚咳嗽、遗精、健忘。

核桃生姜百合方

原料：核桃仁40克，生姜10克，百合30克，蜂蜜30克。

制法：核桃仁切碎末，生姜切碎末，百合洗净切碎末，共入锅内，加水500毫升，煎煮15分钟，汤将尽时兑入蜂蜜翻炒几次即成。

用法：食用，每日1剂。

功效：防治咳嗽。

花生仁红枣白糖方

原料：花生仁100克，红枣50克，白糖30克。

制法：将上述三味药入锅煮熟，装盘即成。

用法：食用。

功效：防治咳嗽。

支气管炎

支气管炎有急性与慢性两种，在中医学里属于“咳嗽”范畴。急性支气管炎多属于外感咳嗽，是由于细菌和病毒感染，物理或化学因素以及过敏反应等因素所引起的支气管黏膜的急性炎症，是一种常见的呼吸系统疾病。慢性支气管炎多属于内伤咳嗽，多由急性支气管炎未能及时治疗转变而成，临床以咳嗽、咯痰、喘息为主要症状。

【五谷杂粮药膳方剂】

红糖豆腐方

原料：豆腐250克，红糖100克，生姜10克。

制法：豆腐洗净切块，生姜洗净切片，与红糖齐入锅，加水煮沸。

用法：每晚睡前吃豆腐饮汤，连服7日。

功效：防治慢性支气管炎。

大米百合方

原料：大米50克，百合20克。

制法：将大米、百合洗净入锅，煮粥食用。

用法：量随意。

功效：防治慢性支气管炎。

大米荸荠方

原料：大米100克，荸荠100克，鲜百合30克，蜂蜜适量。

制法：将大米、荸荠、鲜百合洗净入锅，加水煮成粥，然后调入蜂蜜服食。

用法：每日2次。

功效：防治咳嗽痰多、慢性支气管炎。

大米白菜方

原料：大米100克，大白菜120克，大枣6～9枚，豆腐皮50克，精盐、味精各适量。

制法：将大米、大白菜、豆腐皮、大枣分别洗净入锅，再放入适量精盐、味精，煮粥服食。

用法：每日2次。

功效：防治慢性支气管炎。

大米菠萝方

原料：大米100克，菠萝肉120克。

制法：将大米洗净入锅，放入菠萝肉，煮粥服食。

用法：量随意。

功效：防治慢性支气管炎、大便秘结等症。

大米豆浆方

原料：大米100克，鲜豆浆500毫升，蜂蜜30克。

制法：将大米洗净与鲜豆浆、蜂蜜同入锅，加水煮粥服食。

用法：每日1次。

功效：防治慢性支气管炎。

中　暑

中暑是发生于夏季或高温作业的一种急性病症，属于中医学“暑厥”、“暑风”、“闭证”的范围。长时间受到烈日曝晒或气温过高是导致本病的主要因素。临床表现轻者可见头痛、头晕、恶心、呕吐等症状，严重者可有突然昏迷、肢厥、面色苍白、呼吸不匀、血压降低、高热、汗出等症状。本病患者以老年人、身体虚弱者及长期卧床的患者与产妇为多见。

【五谷杂粮药膳方剂】

绿豆酸梅方

原料：绿豆100克，酸梅50克。

制法：绿豆、酸梅水煎取汁，加入适量白糖令溶，候凉，代茶饮用。

用法：每日1次。

功效：防治暑热烦躁、燥热等症。

呕　吐

呕吐是将食物及痰涎等胃内容物经口腔排出体外的一种病症。呕吐是机体的保护性反应，而频繁剧烈的呕吐可引起水、电解质紊乱及营养障碍。呕吐常见于西医学中的神经性呕吐、胆囊炎、胰腺炎、肾炎、幽门痉挛或梗阻以及某些急性传染病等。

中医学认为，呕吐乃胃失和降、气逆于上而致发，并有实证与虚证之分。实证多由外邪、饮食所伤，虚证多为脾胃功能减退所致。而二者又相互夹杂，实中有虚，虚中有实，故临床多运用扶正祛邪的方法以期达到治疗目的。

【五谷杂粮药膳方剂】

米粉丸方

原料：小米粉50克，食盐适量。

制法：将小米粉做丸如梧桐子大小，煮熟后每服8～10个，加少量食盐吞服。

用法：每日2次。

功效：防治反胃呕吐。

豆腐方

原料：豆腐100克，精盐、味精各适量。

制法：将豆腐洗净切块，加水煮20分钟，用精盐、味精调服。

用法：每日1次。

功效：防治恶心呕吐。

绿豆芦根方

原料：绿豆100克，芦根100克，生姜10克，紫苏叶5克。

制法：先煎芦根、生姜、紫苏叶，去渣后，加入绿豆煮粥。

用法：每日1剂。

功效：防治湿热呕吐及热病烦渴、小便赤涩等症。

山药半夏方

原料：生山药30克，清半夏30克，白砂糖25克。

制法：先将山药焙干研成细粉，另用半夏加水1000毫升，煎煮60分钟去渣，取药液加入山药粉、白砂糖，继续小火煎煮，至较稠时离火。

用法：稍温，缓缓饮服。

功效：防治呕吐、失眠。

吐　血

吐血是指血自上消化道经口吐出或呕出，由于炎症或溃疡等原因导致器官黏膜破损、血管损伤而产生出血症状。临床表现为血色多为暗红，并常夹杂食物残渣，还可以表现为头晕、眼花、神疲乏力、腹痛腹泻、心跳过速、面色苍白、出冷汗等症状。

【五谷杂粮药膳方剂】

芝麻茎叶方

原料：鲜芝麻茎叶100克，白糖30克。

制法：将芝麻茎叶洗净切碎，与白糖一同放入茶壶中，以沸水冲泡，代茶饮用。

用法：每日2剂。

功效：防治头晕、眼花。

红糖豆腐方

原料：豆腐500克，红糖100克。

制法：将豆腐洗净切块加水煮沸，放入红糖食用。

用法：每日1剂。

功效：防治胃出血及白浊。

薏米方

原料：薏米120克，醋250毫升。

制法：将薏米洗净入锅，加入醋，文火烧成浓汁，分次服完。

用法：每日1次。

功效：清热解毒，利湿排脓。

腹　泻

腹泻又称泄泻，是由于脾胃功能障碍，脾虚湿盛，传导失常而致的一种常见疾患。腹泻是指排便次数增多，粪便稀薄或伴有黏液、脓血、未消化食物等。有急性腹泻与慢性腹泻之分。

急性腹泻起病急，病程一般在2个月以内，常由急性肠道传染病、食物中毒、胃肠功能紊乱及饮食不当所致。慢性腹泻则起病缓慢，常反复发作，病程在2个月以内，常由胃部疾病如慢性萎缩性胃炎致胃酸缺乏、慢性肠道感染、慢性肠道疾病、肝与胆及胰腺病变、内分泌及代谢性疾病、神经功能紊乱等引起。

腹泻严重者可造成胃肠分泌液的大量丢失，产生水与电解质平衡的紊乱以及营养物质的缺乏所带来的各种后果。

【五谷杂粮药膳方剂】

芋头方

原料：去皮芋头15克，萝卜30克，大蒜10克，红糖适量。

制法：将芋头、萝卜、大蒜洗净入锅；加水煎汤，将要煎好时，加入适量红糖服用。

用法：每日1剂，连服3天。

功效：防治腹泻。

竹笋粳米方

原料：粳米150克，鲜竹笋适量。

制法：将粳米、竹笋洗净同入锅，加水煮粥，做主食吃。

用法：每日1次。

功效：防治久泻久痢。

糯米栗子方

原料：糯米60克，栗子15个。

制法：将糯米、栗子洗净入锅，加水煮粥食用。

用法：每日1次，连服5～7日。

功效：防治脾虚泄泻。

荷叶粳米方

原料：鲜荷叶半张，粳米100克。

制法：先将荷叶切碎，煎水，去渣，加入粳米煮粥服食。

用法：每日1次。

功效：防治暑热泄泻。

糯米莲子方

原料：糯米50克，莲子6克，大枣5枚，淮山药20克。

制法：将糯米、莲子、大枣、淮山药洗净入锅，加水煮粥食用。

用法：每日1次，连服3～5日。

功效：防治脾虚泄泻。

山药大枣方

原料：鲜山药200克，大枣肉400克，鲜扁豆60克，陈皮丝5克。

制法：将山药洗净，去皮，切片，再将枣肉、扁豆切碎，然后加入陈皮丝，和匀，隔水清蒸成糕。

用法：每日清晨空腹食用60克。

功效：防治脾虚久泄。

绿豆车前草方

原料：绿豆50克，车前草20克。

制法：将绿豆、车前草洗净后加水煎汤，去渣饮汁。

用法：每日2次。

功效：防治暑湿腹泻、肛门灼热等症。

大米栗子方

原料：大米100克，栗子250克，茯苓20克，大枣10枚，白糖30克。

制法：将大米、栗子、茯苓、大枣洗净后同煮粥，然后放入适量白糖食用。

用法：每日1次。

功效：防治脾胃虚热所致的泄泻、五更泻。

白面糯米方

原料：白面、糯米、大枣各适量。

制法：将白面、糯米炒黄，大枣去核焙干，共研细末，用开水调服。

用法：每次25～50克，每日2次。

功效：防治脾胃虚弱所致的腹泻、五更泻。

水 肿

水肿是指水液泛溢肌表，引起头面、眼睑、四肢、腹背甚至全身浮肿的一种病症。严重者还可伴有胸水和腹水。其病机主要是肺、脾、肾功能障碍，三焦气化失常，导致体内水液潴留，泛溢肌肤而成。

【五谷杂粮药膳方剂】

红薯方

原料：红薯200克。

制法：红薯洗净，去皮，切片，加白醋适量煮食。

用法：每日1次。

功效：防治肾炎水肿。

谷皮糠方

原料：谷皮糠30克，大米50克。

制法：先用大米入锅煮粥，将熟时加入谷皮糠，再煮一二沸即可。

用法：每日2次，连用15日。

功效：防治营养不良性水肿。

豌豆方

原料：豌豆100克，红糖60克。

制法：豌豆洗净，用温水浸泡半日，微火煮粥，至豆烂熟时，加红糖，作早餐服食。

用法：每日1次。

功效：防治肾炎浮肿、尿少。

豇豆仁方

原料：新鲜豇豆仁100克，粳米100克，精盐、味精各适量。

制法：豇豆仁、粳米洗净，加水煮粥，用精盐、味精等调服。

用法：每日1次。

功效：防治脾虚水肿。

白扁豆方

原料：白扁豆500克，灯芯草汤适量。

制法：白扁豆洗净，焙干，研末，以灯芯草汤送服。

用法：每次10克，每日2～3次。

功效：防治肾炎水肿。

四季豆方

原料：四季豆种子100克，白茅根30克，白糖50克。

制法：四季豆种子、白茅根洗净入锅，加入白糖，水煎服。

用法：每日1次。

功效：防治肾炎水肿。

白茯苓方

原料：白茯苓20克，大米60克。

制法：先将白茯苓磨成细粉，再加水与大米同煮稀粥，加白糖适量调服。

用法：每日1次，连服7～10日。

功效：防治老年性浮肿、水肿。

黄豆花生方

原料：黄豆250克，花生100克，麦芽50克。

制法：黄豆、花生、麦芽洗净，炒熟研末，温开水冲服。

用法：每次30克，每日2次。

功效：防治营养不良性水肿。

赤小豆方

原料：赤小豆90克，冬瓜肉150克。

制法：赤小豆、冬瓜肉洗净，加水煎服。

用法：当日分2次服完。

功效：防治肾炎水肿。

大枣方

原料：大枣10枚，花生仁20克，赤小豆30克。

制法：大枣、花生仁、赤小豆洗净，加水煎服。

用法：每日1次。

功效：防治肾炎水肿。

马铃薯胡萝卜冬瓜方

原料：马铃薯200克，胡萝卜150克，冬瓜200克。

制法：将上述三味原料洗净，切成条状入锅加水1000毫升，煮30分钟，加精盐0.5克，味精0.3克，姜末15克，入味起锅，备用。

用法：饮汤，吃马铃薯、胡萝卜、冬瓜。

功效：防治水肿、肥胖症、肌肤无光润。

便　血

消化道出血，由肛门排出即为便血。便血颜色可为鲜红色、暗红色、柏油样大便。症状为大便前或大便后下血，或单纯下血，或与粪便混杂而下。其病因多见于消化道溃疡出血、胃肠息肉、小肠出血、肿瘤、肛周疾病下血，以及某些血液病、急性传染病、寄生虫病等。本处所指的便血是由于痔疮破损、肛裂、肛窦炎、直肠结肠黏膜损伤所致。

【五谷杂粮药膳方剂】

豆腐渣方

原料：豆腐渣、红糖、食用油各适量。

制法：锅中放入食用油，油热后投入豆腐渣翻炒至焦脆，晾干，研末，每服15克，用红糖送服。

用法：每日2次。

功效：防治长期便血，久治不愈者。

黑芝麻方

原料：黑芝麻500克。

制法：黑芝麻淘洗干净后隔水蒸熟，每服50克，早、晚空腹各1次。

用法：每日2次。

功效：防治大便下血，久治不愈。

绿豆芽方

原料：绿豆芽、红糖、椿根白皮各120克。

制法：绿豆芽、椿根白皮洗净入锅与红糖煎服。

用法：每日1剂，早、晚分服。

功效：防治便时滴血，小腹下坠冷痛。

高血压

高血压是一种以血压持续升高为主的全身性慢性疾病，其病因至今尚未十分明确，但以长期精神紧张、缺少体力活动、遗传因素、肥胖、食盐过多者为多见。长期高血压极易导致心、脑、肾等重要脏器产生严重的危及生命的或招致残疾的并发症。

【五谷杂粮药膳方剂】

绿豆方

原料：绿豆50克。

制法：将绿豆洗净放锅，加水适量，煮汤，代茶饮用，长期服食。

用法：量随意。

功效：防治高血压。

花生方

原料：生花生仁、醋适量。

制法：将花生仁浸入醋中，3日后食用，清晨空腹吃10粒。

用法：每日1次。

功效：防治高血压。

冠心病

冠心病是指冠状动脉粥样硬化导致心肌缺血、缺氧而引起的心脏病，是动脉粥样硬化导致器官病变的最常见的类型。其临床表现以胸骨后、心前区出现发作性或持续性疼痛，或憋闷感，疼痛常放射至颈、臂或上腹部为主要特征，有时可伴有四肢厥冷、青紫、脉微细。

【五谷杂粮药膳方剂】

玉米大米方

原料：玉米粉、大米各30克。

制法：先用大米入锅煮粥，快熟时加入玉米粉，再煮一沸即可。

用法：每日1次。

功效：防治冠心病。

红枣方

原料：红枣5枚，蜂蜜1匙。

制法：红枣烧焦，再放入锅内煮熟后加入蜂蜜，吃枣喝汤。

用法：每日2剂，15日为1个疗程。

功效：防治冠心病。

核桃仁方

原料：核桃仁60克，山楂30克，菊花15克。

制法：将上述三味原料加水煎服。亦可水煎加白糖，代茶饮用。

用法：每日1次。

功效：防治冠心病。

赤小豆方

原料：赤小豆60克，山楂、红糖各30克，粳米50克。

制法：赤小豆、山楂、粳米洗净入锅，加入红糖，煮粥服食。

用法：每日1剂，30日为1个疗程。

功效：防治冠心病。

黑芝麻方

原料：黑芝麻、枸杞、何首乌各15克，杭菊花9克。

制法：将上述四味原料加水煎服。

用法：每日1剂。

功效：防治肝肾阴虚引起的头晕眼花、须发早白、视物模糊、冠心病、高血压、腰膝酸软、四肢乏力等症。

花生米桂花方

原料：花生米、桂花各适量。

制法：将花生米、桂花浸入醋中24小时后，每日清晨吃10～15粒醋浸花生米。

用法：每日1次。

功效：防治冠心病。

糖尿病

糖尿病是由多种环境因素和遗传因素综合作用而导致的一种慢性内分泌代谢性疾病，常因胰岛素分泌绝对或相对不足引起糖、蛋白质、脂肪、水、电解质代谢紊乱所致，可分为原发性和继发性两种。其主要是由于体内胰岛素缺乏，糖不能被自身组织分解利用而潴留血液导致血糖过高发生尿糖。此外，体内糖代谢障碍引起蛋白质、脂肪代谢紊乱也可导致糖尿病的发生。本病临床典型症状为多饮、多食、多尿、体重减轻、疲乏无力、皮肤发痒等。

【五谷杂粮药膳方剂】

山药方

原料：山药200克，糯米150克。

制法：山药洗净去皮，切成碎块待用。往开水锅内放入洗净的糯米，煮到五成熟时再放入山药块，煮熟即成。

用法：每日1剂，2次分服。

功效：防治糖尿病。

红薯方

原料：鲜红薯100克或干红薯叶20克，冬瓜仁10克。

制法：鲜红薯或干红薯叶洗净与冬瓜仁同入锅，煎水服食。

用法：每日1次。

功效：防治糖尿病。

干豇豆方

原料：带壳干豇豆60克。

制法：带壳干豇豆洗净，加水煎煮，喝汤吃豆。

用法：每日1次，连服2～3个月。

功效：防治糖尿病。

豆腐方

原料：豆腐100克，食用油、精盐、味精、姜丝、葱末各适量。

制法：豆腐洗净切块，加入味精、姜丝、葱末、精盐等炒熟食用。

用法：1次服下，每日2次。

功效：防治糖尿病。

绿豆南瓜方

原料：绿豆200克，南瓜400克。

制法：将南瓜洗净切碎，与绿豆加水同煮，煮至绿豆烂熟，即可服食。

用法：每日1次。

功效：防治糖尿病。

黄豆方

原料：黄豆、米醋各适量。

制法：黄豆洗净晾干后浸入米醋中，10日后每次服30粒，长期食用。

用法：每日4～6次。

功效：防治糖尿病。

胃　痛

胃痛又称胃脘痛，是以胃脘部疼痛为主的病症。此病的发生多与过度劳累、外受风寒、情志刺激、饮食失调及脾胃不和等因素有关，现代医学中急、慢性胃炎及消化道溃疡、胃痉挛、胃神经官能症、胃黏膜脱垂症等均可出现胃痛的症状。

【五谷杂粮药膳方剂】

粳米辣椒方

原料：辣椒2个，粳米100克。

制法：粳米洗净入锅，辣椒洗净切成两半，一同加水煮粥，趁热服食，以食后微出汗为佳。

用法：每日1次。

功效：防治胃脘冷痛。

糯米葱白方

原料：糯米30克，葱白3根，大枣2枚，胡椒粉3克。

制法：先将糯米、葱白、大枣加水煮粥，快熟时加入胡椒粉，文火焖熟即可。

用法：每日2次。

功效：防治胃痛腹痛、呕吐清水。

大米高良姜方

原料：大米50克，高良姜5克，大枣2枚，葱白2根，砂糖30克。

制法：将高良姜洗净切片。加水适量，放入大米、大枣同煮粥，将熟时加入葱白、高良姜片，再煮片刻，加入砂糖调服。

用法：每日2次。

功效：防治脘腹冷痛。

小米锅巴方

原料：小米锅巴适量。

制法：将小米锅巴炒焦研末，温开水冲服。

用法：每次6克，每日3次。

功效：防治食积胃痛。

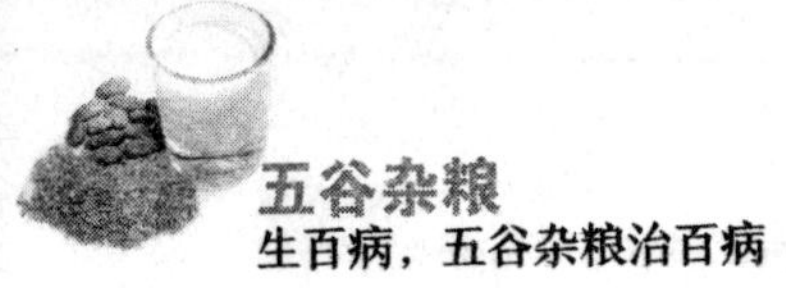

胃下垂

胃下垂是指胃器官下降至生理最低线以下位置的一种慢性病症，是由于长期饮食失节，或劳累过度，致使中气下降、升降失常所引发。

患此病者，多有腹胀，食后加重，平卧减轻、恶心、嗳气、胃痛无周期性及节律性，疼痛性质与程度变化很大等症状，亦可偶有便秘、腹泻，或交替性腹泻及便秘，同时还可伴有眩晕、心悸、乏力、直立性低血压、昏厥、食欲减退等症状。

【五谷杂粮药膳方剂】

榛子方

原料：榛子60克，淮山药60克，党参30克，砂仁15克，陈皮15克，白糖适量。

制法：将榛子、淮山药、党参、砂仁、陈皮洗净捣烂，研成粉末，拌入适量白糖，每次取适量用开水冲服。

用法：每日3次。

功效：防治胃下垂。

慢性胃炎

慢性胃炎是一种常见的病症，是指黏膜发生的炎症性或萎缩性病变，分为慢性浅表性胃炎、慢性萎缩性胃炎及胃萎缩、慢性糜烂性胃炎和慢性肥厚性胃炎四种。

急性胃炎迁延不愈、细菌感染、药物刺激、饮食不当、鼻咽口腔的慢性病灶、胃酸缺乏等都是引发慢性胃炎的重要因素。慢性胃炎病程较长，症状持续或有反复发作，且无典型症状，主要表现为食欲减退、上腹部不适或隐痛、嗳气、泛酸、恶心、呕吐等。慢性萎缩性胃炎除上述症状外，还可伴有疲乏、痞满、贫血、腹泻、舌炎、指甲脆弱等。

【五谷杂粮药膳方剂】

白扁豆方

原料：白扁豆50克，白糖适量。

制法：将白扁豆洗净入锅，加水煎取浓汁，兑入适量白糖调服。

用法：每日1次。

功效：防治慢性胃肠炎。

胃及十二指肠溃疡

胃及十二指肠溃疡多与胃酸和胃蛋白酶的消化作用有密切的关系，发病部位多在胃和十二指肠，少数可发生在食管下段、胃-空肠吻合处及梅克尔憩室等处。其可因遗传、地理环境、精神刺激、饮食习惯及药物等因素而致病。多见于青壮年。其症状为长期周期性发作的节律性上腹部疼痛，同时还可伴有泛酸、恶心、呕吐、嗳气、便秘及消化不良等，并发症常可出现穿孔、大出血、幽门梗阻、癌变。

【五谷杂粮药膳方剂】

土豆方

原料：土豆2000克，清水1000毫升。

制法：将土豆洗净，去芽眼，切碎，捣烂如泥，装入布袋，放在清水中反复揉搓，生出一种白色粉质，把液体倒入铁锅熬干，使浆汁变成一种黑色膜状物，取出研末，每次饭前服3克。

用法：每日3次。

功效：防治胃溃疡。

大米方

原料：大米60克，砂仁末5克。

制法：将大米加水煮粥，熟后兑入砂仁末，再稍煮即可服食。

用法：每日早、晚各1次。

功效：防治胃、十二指肠溃疡。

大枣方

原料：大枣30克，生姜末3克。

制法：大枣去核，文火焙干为末，加生姜末服用，每次9克。

用法：每日3次。

功效：防治胃及十二指肠溃疡。

胆囊炎

胆囊炎有急性与慢性之分。急性胆囊炎可由细菌侵袭和胆管阻塞而引起，其症状主要表现为：腹痛，常发生于饱餐后的晚上，发作剧烈，呈持续性，有时呈阵发性的加剧，开始时主要在上腹部，逐渐转移至右上腹，部分病例疼痛可放射至右肩背部；发热，体温升高，在38℃～39℃之间，同时可伴有食欲不振、恶心、呕吐、腹胀及大量嗳气等胃肠道症状。

慢性胆囊炎一般缺少典型症状，或没有症状，若无急性发作，往往不易确诊，症状常表现为轻重不一的腹胀，上腹部或右上腹部不适，呈持续性钝痛或右肩胛区疼痛、胃部灼热、嗳气、泛酸等消化不良症状，在进食用油脂类食物后，症状可加重。

【五谷杂粮药膳方剂】

绿豆方

原料：绿豆60克，白糖30克。

制法：锅内加水适量，放入绿豆煮至烂熟，加白糖调服。

用法：每日2次。

功效：防治慢性胆囊炎。

粳米方

原料：粳米50克，薏米30克，茵陈15克。

制法：煎茵陈，去渣后加入粳米、薏米煮粥服食。

用法：每日1次。

功效：防治胆囊炎。

玉米须方

原料：玉米须40克，茵陈30克，蒲公英30克。

制法：玉米须、茵陈、蒲公英洗净入锅，水煎去渣取汁，每次服用100毫升。

用法：每日2次。

功效：防治慢性胆囊炎。

缺铁性贫血

缺铁性贫血是各种贫血疾患中最常见的一种，其发病原因为机体对铁的需要量增加、摄入不足或丢失过多等导致体内铁元素的明显缺乏，从而影响血红蛋白的合成而造成的贫血。其特点为骨髓、肝、脾及其他组织中缺乏可染色铁。血清铁蛋白、血清铁及铁蛋白饱和度降低，属小细胞低色素性贫血。

一般临床表现为头晕、头痛、乏力、易倦、心悸、气促、眼花、耳鸣、食欲减退和腹胀等。儿童和青少年可见体格发育迟缓、体重降低、体力下降、智力迟钝、注意力不集中，情绪易波动、烦躁、易怒或淡漠，少数患者可有异食癖。

缺铁对人体有着广泛的影响，缺铁性贫血普遍存在于世界各地、各民族当中。但由于一些程度较轻的缺铁性贫血缺乏症状和体征，所以不易察觉，常被忽视。本病可见于各年龄组，尤以育龄女性为多见。

【五谷杂粮药膳方剂】

绿豆红枣方

原料：绿豆、红枣各50克。

制法：绿豆、红枣洗净，加水煎至绿豆开花，再放入适量红糖调服。

用法：每日1剂，15日为1个疗程。

功效：防治缺铁性贫血。

黑豆糯米方

原料：黑豆30克，糯米100克，大枣30克。

制法：黑豆、糯米、大枣洗净入锅，加水煎煮，用红糖调服。

用法：每日1剂，连服20～30日。

功效：防治缺铁性贫血。

红糯米鸡蛋方

原料：红糯米50克，鸡蛋1只，油、盐、味精各适量。

制法：红糯米洗净入锅，加水煮粥，打入鸡蛋，并加入少许油、盐、味精调味，趁热服食。常服有效。

用法：每日1次。

功效：防治缺铁性贫血。

失　眠

失眠是临床上常见的症状，是指睡眠时间不足，或入睡困难、睡得不深、不熟、易醒等表现。造成失眠的原因很多，常见的因素有：心理生理因素、抑郁症、感染、中毒及药物因素、酗酒及睡眠环境不良等。本症患者因夜眠不足，造成白天精神萎靡，注意力不集中，一些人同时兼有耳鸣、健忘、手颤、头部昏涨沉重、烦躁易怒等症状。

【五谷杂粮药膳方剂】

莲子糯米方

原料：新鲜莲子45克，糯米100克。

制法：莲子、糯米洗净，加水煮粥服用。

用法：每日1次，连服7～10日。

功效：防治心悸失眠。

红枣方

原料：红枣14枚，葱白7根。

制法：红枣、葱白洗净入锅，加水煎服。

用法：每日1次，连服5～7日。

功效：防治心烦失眠。

青光眼

青光眼是眼内压力升高影响眼内神经最后可导致失明的一种常见的眼科疾病。发病年龄多在40岁以上，以50～70岁之间居多，女性多于男性，男女患者之比约为1：3。突然的精神创伤、情绪激动、过度劳累、睡眠不足、用眼过度、暴饮暴食等均可引起眼压急剧增高，尤其是精神因素占有相当的比重。

青光眼的症状各型各异，在闭角型青光眼急性发作时，病势凶猛，顷刻间眼睛胀痛，看灯光出现“虹视”现象，即在灯光周围有环形的彩色光圈，像天空的彩虹一样。病变若继续发展，眼睛疼痛加剧，伴剧烈头痛，像刀劈一样难受，同时有恶心呕吐等症状，此时如不及时治疗，就难免有失明的危险。

【五谷杂粮药膳方剂】

绿豆决明子方

原料：绿豆100克，决明子30克。

制法：绿豆、决明子洗净，加水煎服。

用法：每日1次，连服10～15日。

功效：防治青光眼及目赤肿痛。

口腔溃疡

口腔溃疡是口腔黏膜疾病中常见的溃疡性损害，好发于唇、颊、舌缘等部位，有周期性复发的特点。其可分为实火和虚火两种类型。实火型口腔溃疡的临床表现为恶寒、发热、头痛、便秘、舌苔黄厚干燥，偶可伴有颌下淋巴结肿大疼痛等；虚火型口腔溃疡可无明显全身症状或有低热，一些患者可伴有口燥、咽干、手足心热、失眠、多梦、舌苔剥落等。

口腔溃疡的主要临床症状为口腔黏膜反复出现圆形或椭圆形小溃疡面，可单发亦可多发于口腔黏膜的任何部位，有剧烈的自发性疼痛。全身症状不甚明显。发现本病时多在溃疡期，溃疡面直径约2～3毫米，底浅，边缘整齐，周围有红晕，溃疡面被黄白色纤维素性渗出物覆盖，有剧烈的烧灼样疼痛，如遇冷、热、酸、咸等刺激可使疼痛加重，说话、饮食均感困难。愈后不留任何疤痕，但可以随天气、情绪、劳累等因素而反复发作。本病可迁延数年，甚至数十年不愈。

【五谷杂粮药膳方剂】

莲子白萝卜方

原料：莲子30克，白萝卜250克。

制法：莲子、白萝卜洗净，加水煎服。

用法：每日2次。

功效：防治口腔溃疡。

绿豆生地方

原料：绿豆60克，生地30克。

制法：绿豆、生地洗净，水煎后去生地，食豆饮汤。

用法：每日1剂。

功效：防治口腔溃疡。

冬瓜豆腐方

原料：冬瓜、豆腐各100克，枇杷叶10克。

制法：冬瓜、豆腐、枇杷叶洗净，加水煎汤，去枇杷叶，吃冬瓜和豆腐，喝汤。

用法：每日2次，连服3～5日。

功效：防治口腔溃疡。

鲜山药粳米方

原料：鲜山药、粳米各50克，绿豆30克，沙参15克，桑葚20克。

制法：先煎沙参，去渣留汁，入山药、绿豆、桑葚、粳米煮烂成粥，加白糖适量，温服。

用法：每日1剂，连服15日。

功效：防治口腔溃疡。

湿　疹

湿疹是一种变态反应性炎症性皮肤病，临床比较多见。其主要特点是多形损害、对称分布、自觉瘙痒、反复发作和趋向慢性化等。湿疹的发病原因很复杂，一般认为是由于内在刺激（如病灶感染、消化不良、某些食物过敏、肠寄生虫、服用某些药物等）或外来刺激因素（如寒冷、毛织品、肥皂、花粉、昆虫及某些粉末的接触等）作用于机体而引起的皮肤变态，反应性炎症。

在日常生活中，人们接触多种刺激因素的机会很多，但是否发生湿疹，主要取决于机体的内在因素，机体敏感性高者易发生湿疹，而过敏体质又与遗传及生活、工作环境等因素有关。

【五谷杂粮药膳方剂】

核桃仁方

原料：核桃仁适量。

制法：核桃仁捣碎，炒至焦黑出油，研成糊状，冷却后外敷患处。

用法：每日换药1～2次。

功效：防治湿疹、皮炎。

痤 疮

痤疮是一种毛囊、皮脂腺的慢性炎症，是在颜面部及胸背等处发生的炎症性丘疹，挤之有米粒碎样白色粉质，因而俗称“粉刺”。本病多发于青年男女，青春期过后一般可自然愈合。其病因复杂，至今尚未明确，但一般认为，主要与以下4种因素有关：雄激素与皮脂腺功能亢进、毛囊皮脂导管的角化异常、毛囊皮脂单位中微生物的作用、炎症及宿主的免疫反应。痤疮相当于中医学的“肺风粉刺”。

【五谷杂粮药膳方剂】

甜杏仁方

原料：甜杏仁9克，玫瑰花6克，海带20克，绿豆15克。

制法：将玫瑰花用纱布包好，与洗净的甜杏仁、海带、绿豆共加水同煮，熟后去玫瑰花，加红糖适量调服。

用法：每日1次，连服15～20日，或服至症状消失。

功效：防治肺风粉刺。

嫩豆腐方

原料：嫩豆腐100克，南瓜藤300克。

制法：嫩豆腐切块，南瓜藤洗净，共捣烂取汁，涂敷患处。

用法：每日早、晚各1次。

功效：防治肺风粉刺。

绿豆方

原料：绿豆适量。

制法：绿豆研成粉末，用温水调成糊状，晚上睡前将面部洗净后涂上一层绿豆糊，次日清晨洗掉，同时可煮食绿豆。

用法：每日1剂。

功效：防治痤疮。

牛皮癣

牛皮癣又名银屑病，是常见的慢性炎症性皮肤病。基本病症为红色丘疹或斑块，上覆银白色鳞屑。可发生于任何部位，但以四肢和头部较多。任何年龄都可以发病，以青年发病者居多。病程长，经过极为缓慢，夏季减轻或消退，冬季加重。

【五谷杂粮药膳方剂】

芋头方

原料：芋头60克，蒜头20克。

制法：芋头、蒜头洗净，去皮，共捣烂，加醋少许，拌匀后外敷患处。

用法：每日早、晚各1次。

功效：防治牛皮癣。

粳米方

原料：粳米200克，桑葚30克，蜂蜜15克。

制法：粳米、桑葚洗净，加入蜂蜜，加水煮食。

用法：每日1剂。

功效：防治血虚风燥型牛皮癣。

荨麻疹

荨麻疹是在皮肤上突然出现的暂时性水肿性风团，一般分为急性和慢性两种。急性荨麻疹多因体质关系，又因食鱼、虾、蟹、蛋等荤腥不新鲜食物；或因饮酒；或因内有食滞、邪热，复感风寒、风热之邪；或因平素汗出当风，风邪郁于皮肤腠理之间而诱发。也有因为服药、注射药物引起过敏而诱发。慢性荨麻疹，多因情志不遂，肝郁不舒，郁久化热，伤及阴液，或因有慢性病如肠寄生虫、肾炎、肝炎、月经不调等平素体弱，阴血不足；或因皮疹反复发作，经久不愈，气血被耗。在此情况下，复感风邪，以致内不得疏泄，外不得透达，郁于皮肤腠理之间，邪正交争而发病。临床主要表现为皮肤突然出现风团，形状大小不一，颜色为红色或白色，迅速发生，消退亦快，剧烈瘙痒。患者常有恶心、呕吐、腹痛、腹泻、咽部发紧、声哑、胸闷、呼吸困

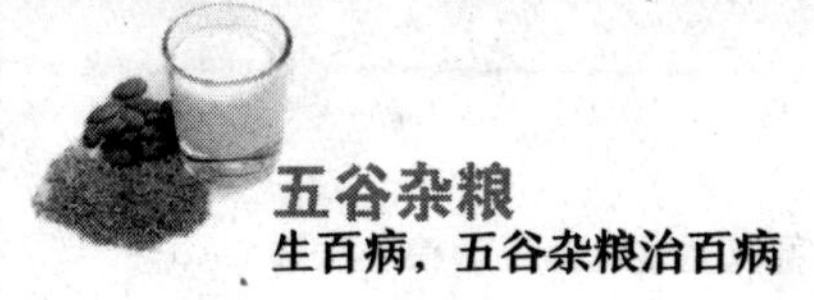

难等症状，甚至有窒息的危险。

【五谷杂粮药膳方剂】

绿豆黄豆方

原料：绿豆、黄豆各100克。

制法：绿豆、黄豆洗净，共研细末，加水煮开，白糖调服。

用法：每日1剂。

功效：防治荨麻疹。

桃仁方

原料：桃仁300克，花椒盐适量。

制法：桃仁洗净晾干，去皮尖及双仁者，用食用油炸熟后，放入花椒盐拌匀服用。

用法：每服6～9克，每日2次。

功效：防治瘀血阻滞型荨麻疹。

痛　经

痛经系指经期或月经前后发生的下腹疼痛、腰痛者，甚至剧痛难忍的一种自觉症状，疼痛多在月经来潮后数小时，也可见于经前1～2天开始，经期加重。其主要表现为下腹坠胀痛，或下腹冷痛、绞痛，可放射至腰骶、肛门、会阴部。疼痛可持续数小时或2～3天，其程度因人而异。严重者面色苍白、四肢发冷，甚至晕厥。还可伴有恶心、呕吐、腹泻、尿频、头晕、心慌等症状。若为膜样痛经，在排出大块子宫内膜前疼痛加重，排出后疼痛减轻。本症多见于初潮后不久的青春期少女和未生育的年轻女性。

【五谷杂粮药膳方剂】

豆腐红糖方

原料：豆腐250克，红糖40克。

制法：将豆腐切块，加水煮汤，红糖调服。

用法：每日2次。

功效：防治痛经。

黑豆鸡蛋方

原料：黑豆60克，鸡蛋2只。

制法：黑豆洗净，与鸡蛋同煮，鸡蛋熟后去壳再煮，煮至豆熟，兑入米酒120毫升，趁热服食。

用法：每日2次。

功效：防治肝肾不足型痛经。

闭　经

正常发育的女性，一般在14岁左右月经即可来潮。但如果超过18岁，而仍无月经来潮，或月经周期已经建立，但又出现3个月以上（孕期、哺乳期除外）无月经者，总称为闭经。前者为原发性闭经，后者为继发性闭经。

闭经患者常伴有腰酸乏力，精神疲倦，甚至头昏、失眠、毛发脱落等症状。生殖器官发育不良或畸形、神经及内分泌系统疾患、全身性疾病等都可引发闭经。本处所论闭经只限于因功能失调所导致者，不包括先天性无子宫、无卵巢、阴道闭锁及生殖器肿瘤等器质性疾病所致的闭经。

【五谷杂粮药膳方剂】

黑豆方

原料：黑豆30克，红花15克，红糖30克。

制法：黑豆、红花洗净，水煎，加红糖调服。

用法：每日1次。

功效：防治血瘀型闭经。

大枣方

原料：大枣60克，生姜15克，红糖60克。

制法：大枣、生姜洗净入锅，加入红糖，加水煎汤，代茶频饮。

用法：每日1次。

功效：防治血虚型闭经。

粳米方

原料：粳米50克，白扁豆15克，薏米50克，生山楂15克，红糖30克。

制法：粳米、白扁豆、薏米、生山楂洗净入锅，加入红糖，共煮粥食用。

用法：每日1剂，连服7日。

功效：防治寒湿阻滞型闭经。

崩　漏

崩漏是女性不在行经期间阴道出血的总称，以阴道出血为其主要症状。出血量多而来势凶猛者，称“血崩”或“崩下”；出血量少，但持续不断的，称为“漏下”。本病多发生在青春期及更年期。现代医学中的功能性子宫出血、女性生殖器炎症和肿瘤等所出现的阴道出血症，皆属崩漏的范围。

【五谷杂粮药膳方剂】

豆浆方

原料：豆浆150毫升，韭菜汁100毫升。

制法：豆浆、韭菜汁兑匀后空腹服下。

用法：每日2次，连服7～10日。

功效：防治崩漏。

豆腐方

原料：豆腐150克，醋100毫升。

制法：豆腐洗净切块，与醋同煎，饭前一次吃完。

用法：每日1剂，连服7～10日。

功效：防治血崩。

紫　癜

血小板减少性紫癜是一种因血小板破坏增多而引起的常见出血性疾患，分为急性与慢性两种，临床表现为皮肤出血点、瘀斑、便血、牙龈出血、女性月经过多等。病程在2～6周内为急性型，病程超过6周至数年者为慢性型。

【五谷杂粮药膳方剂】

花生衣方

原料：花生衣10克，红枣9枚。

制法：红枣洗净与花生衣放入同一容器，水煎服。

用法：每日1次。

功效：防治血友病、鼻衄、齿龈出血及紫癜。

流　产

流产是指妊娠在28周前终止，胎儿体重在1000克以下者。根据流产的发展过程及特点，可分为先兆流产、难免流产、不全流产、完全流产、过期流产、习惯性流产6种。临床上较为常见的是先兆流产和习惯性流产。

怀孕后由于孕妇体质虚弱或受跌仆外伤，导致阴道出血，量不多，严重者可见腰腹疼痛、小腹坠胀等，称为先兆流产，中医学则谓其“胎漏”、“胎动不安”。经过休息和保胎措施，大多数患者能安然度过妊娠期，顺利生产。习惯性流产为自然流产连续发生3次或3次以上，每次发生的时间多在同一妊娠月份者，中医称之为“滑胎”，并认为是由于肾虚或2次受孕间隔过短，尚未恢复元气所致。

【五谷杂粮药膳方剂】

鲜山药方

原料：鲜山药90克，杜仲6克，苎麻根15克，糯米80克。

制法：将杜仲和苎麻根用纱布包好，山药切片，糯米洗净，共置砂锅内，加水煮粥服食。

用法：每日1次。

功效：防治习惯性流产或胎漏。

盆腔炎

盆腔炎是指女性内生殖器及其周围的结缔组织和盆腔腹膜的炎症。病变随部位及程度不同而分为子宫内膜炎、子宫肌织炎、输卵管炎、卵巢炎、盆腔腹膜炎和盆腔结缔组织炎等。引起盆腔炎的病原体有葡萄球菌、链球菌、大肠杆菌、厌氧菌等。本病可分为急性和慢性两种。急性盆腔炎的临床表现有寒战、发热、腹痛、乏力、食欲不振、白带增多等症状，同时还可伴有尿频、尿急、尿痛等。慢性盆腔炎多由急性盆腔炎未经治愈而致，其主要症状有下腹隐痛、坠胀、月经不调、白带增多等，并可因劳累、性交及月经而加重。

【五谷杂粮药膳方剂】

荞麦方

原料：荞麦适量。

制法：荞麦炒黄研末，每服6克。

用法：每日2次，连服7日。

功效：防治盆腔炎症。

绿豆方

原料：绿豆100克。

制法：绿豆洗净，加水煮沸，勿使豆烂，滤汁饮用。

用法：每日3次，连服3日。

功效：防治盆腔炎症。

肥胖症

肥胖症是人体进食热量多于消耗量，致使体内脂肪堆积过多，形成体态臃肿，体重明显超出正常人的一种病症。本病可见于任何年龄组，但多见于中年以上，尤以女性为多，60~70岁以上者则较少见。男性患者脂肪分布以颈及躯干部为主，四肢较少；女性患者脂肪分布以腹部、四肢和臀部为主。轻度肥胖者无症状，或仅有少动、欲睡、易疲乏、胃纳亢进、腹胀便秘等。女性患者可出现月经量少；男性患者则可出现性功能减退，甚至阳痿等。中、重度患者由于脂肪堆积，体重过大，活动时耗氧量增加，对心、肺造成影响，易出现心慌、气促，甚至心肺功能不全等，并可常伴发高脂血症、动脉粥样硬化、冠心病、糖尿病、胆结石等病症。

【五谷杂粮药膳方剂】

绿豆海带方

原料：绿豆、海带各10克，粳米60克。

制法：绿豆、海带、粳米洗净入锅，煮粥服食。

用法：每日2剂，长期食用。

功效：防治肥胖症。

豆腐渣方

原料：豆腐渣100克，食用油、精盐、味精、姜丝、葱末各适量。

制法：豆腐渣洗净，加食用油、精盐、味精、姜丝、葱末等，炒熟做菜吃。

用法：每日1~2次，长期食用。

功效：防治肥胖症。

粳米方

原料：粳米60克，白茯苓粉15克，冰糖10克。

制法：粳米洗净入锅，加水煮粥，熟后调入白茯苓粉、冰糖服食。适宜老年人食用。

用法：每日1次。

功效：防治肥胖症。

赤小豆生山楂方

原料：赤小豆、生山楂各10克，大枣5枚。

制法：赤小豆、生山楂、大枣洗净，水煎服。

用法：每日2次。

功效：防治肥胖症。

黄豆方

原料：黄豆150克，醋250毫升。

制法：先将黄豆用文火炒20～25分钟，冷却后放入玻璃瓶内，然后加醋密封，闭光，5～6日后服用。

用法：每日早、晚各服5～6粒。

功效：防治肥胖症。

尿路感染

尿路感染多由细菌侵入泌尿系统所致，包括肾盂肾炎、膀胱炎、尿道炎等。本病的主要症状为尿频、尿急、尿痛、发热、畏寒、腰部酸痛，或有血尿、脓尿，容易反复发作。尿中白细胞较多，或有红细胞，尿培养有致病菌，病原菌多为大肠杆菌。由于

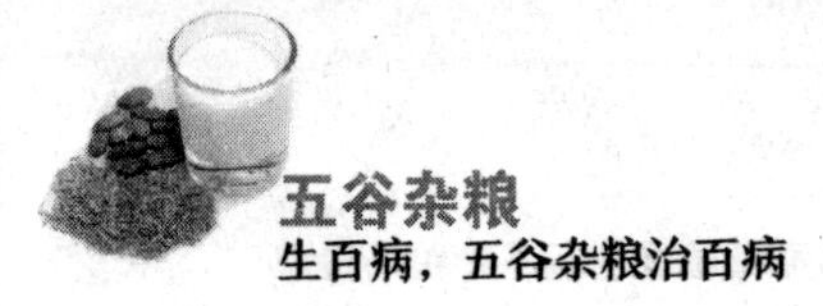

女性尿道短而宽、与阴道邻近等生理特点，故本病患者以女性和女婴为多见。

尿路感染相当于中医学的“淋证”。中医学认为，肾气不足，湿热蕴结于下焦，是引起本病的主要原因。而湿热的产生却是多方面的，如过食肥甘厚味、嗜酒致使脾失健运；肝气郁结，气郁化火，脾受肝制，湿浊内蕴；劳伤过度，脾肾两亏，皆可导致本病。

【五谷杂粮药膳方剂】

豇豆方

原料：新鲜豇豆仁10克。

制法：豇豆仁入锅，加水煎服。

用法：每日1次，连服7～10日。

功效：防治男子白浊。

糯米糍粑方

原料：糯米糍粑适量。

制法：将糯米糍粑用火烤软熟食，用温开水或温酒送服。

用法：每日1次。

功效：防治夜尿频数。

玉米方

原料：玉米须、玉米芯各100克。

制法：玉米须、玉米芯洗净，水煎，去渣，代茶饮用。

用法：每日1次。

功效：防治尿频、尿急、尿少、尿道灼热疼痛。

豆浆大黄方

原料：豆浆500毫升，大黄10克。

制法：将豆浆、大黄煮沸后去大黄，加适量白糖调服。

用法：每日1剂。

功效：防治膀胱炎。

妊娠呕吐

妊娠呕吐多发生在受孕后6～12周之间，是妊娠早期征象之一，属于中医学的“恶阻”、“子病”范围。妊娠呕吐多见于精神过度紧张，神经系统功能紊乱的年轻初孕妇。此外，胃酸过少，胃肠道蠕动减弱等也与妊娠呕吐相关。

【五谷杂粮药膳方剂】

扁豆刀豆方

原料：扁豆15克，刀豆15克，绿豆10克，生姜5克。

制法：绿豆、扁豆、刀豆、生姜洗净入锅，加水煎汤，代茶饮用。

用法：当日分数次服用。

功效：防治妊娠呕吐。

糯米方

原料：糯米30克。

制法：糯米洗净入锅，加水煮粥食用。

用法：每日4次，禁食冷、硬之物。

功效：防治怀孕2个月后发生呕吐，服药不见效者。

产后缺乳

一般情况下，分娩后2～3天产妇即有乳汁分泌，此时量少为正常现象。但如果2～3天后乳房虽胀，而乳汁却很少，或乳房不胀，而乳汁点滴皆无，出现这种症状即为产后缺乳。产后缺乳可因精神抑郁、睡眠不足、营养不良、哺乳方法不当等所致。

【五谷杂粮药膳方剂】

生南瓜子方

原料：生南瓜子适量。

制法：生南瓜子捣烂，每日6克，于早、晚空腹时兑米酒服用。

用法：连服10～15日。

功效：防治产后缺乳。

豆腐红糖方

原料：豆腐150克，红糖50克，米酒100毫升。

制法：豆腐切块，加红糖、米酒，加水共煮，一次服完。

用法：每日1次。

功效：防治产后缺乳。

黑芝麻方

原料：黑芝麻600克。

制法：黑芝麻炒熟，研末，每次20克，用猪前蹄汤冲服。

用法：早、晚各1次，连服5～7日。

功效：防治产后缺乳。

猪蹄花生米方

原料：花生米60克，黄豆60克，猪蹄1只。

制法：花生米、黄豆、猪蹄入锅，加水炖食。

用法：每日1次。

功效：防治产后缺乳。

子宫脱垂

子宫脱垂是指子宫由正常位置沿阴道下降或脱出阴道口外的一种妇科常见病，常发生于劳动女性，以产后为多见，多因身体素虚，分娩时用力太过，或产后没有适当休息，过早参加体力特别是重体力劳动所致。本病患者自觉会阴处有下坠感，阴道内有肿物脱出，并伴有腰痛、尿频或尿失禁等症状。

【五谷杂粮药膳方剂】

芋头方

原料：芋头100克，鲜芋头花6朵，陈醋30克。

制法：芋头去皮，洗净，与鲜芋头花、陈醋加水煎20分钟，温服。

用法：每日2次。

功效：防治子宫脱垂。

山药方

原料：山药200克。

制法：山药去皮洗净，加水煮熟，每日清晨空腹服下。

用法：每日1次。

功效：防治子宫脱垂，遗精，脾虚泄泻，消渴。

月经后期

月经周期后错8～9天，甚至每隔40～50天一至的，称为月经后期，临床表现为月经错后、经血量少等症。如仅延后3～5天，且无其他任何症状者，则不作月经后期论。

【五谷杂粮药膳方剂】

黑大豆方

原料：黑大豆、山楂各30克，红糖适量。

制法：黑大豆、山楂洗净，加入适量红糖，水煎服。

用法：每日1剂。

功效：防治月经后期。

急性乳腺炎

急性乳腺炎是化脓性细菌侵入乳腺所引起的急性炎症，以初产妇为多见，常因乳头皲裂、畸形、内陷和乳汁郁积而诱发。致病菌主要为金黄色葡萄球菌或链球菌。如果炎症得不到及时治疗或控制，易形成乳房脓肿。急性乳腺炎在临床上主要表现为：畏寒、发热等全身性症状；乳腺肿胀疼痛，肿块界限不清，触痛明显，皮肤表现发红、肿胀明显时，腋下可摸及肿大淋巴结，如脓肿形成时，乳头可排出脓液。

【五谷杂粮药膳方剂】

甘薯方

原料：甘薯、鲜鱼腥草各适量。

制法：白色甘薯洗净去皮，切碎捣烂，亦可加鲜鱼腥草等量同捣烂，敷于患处，敷至局部发热即行更换，约两三个小时，连敷数日可愈。

用法：每日1剂。

功效：防治乳痈、疮疖。

更年期综合征

更年期是女性卵巢功能逐渐消退直至完全消失的一个过渡时期，其标志是从月经紊乱开始，到月经停止来潮（绝经）结束。绝经一般发生在45~55岁之间。更年期期间部分女性会出现一系列因性激素减少而导致的各种症状，称为更年期综合征。患者常表现为情绪激动、紧张、焦虑、恐惧、神经过敏、多疑多虑、主观臆断及阵发性忽冷忽热、面部潮红、心率加快、出汗、胸闷、头晕、目眩、血压忽高忽低等。

【五谷杂粮药膳方剂】

大枣方

原料：大枣10枚，浮小麦30克，甘草10克。

制法：大枣、浮小麦、甘草洗净入锅，加水煎服。

用法：每日1剂。

功效：防治更年期虚热多汗、心烦不安等症。

核桃仁方

原料：核桃仁50克，鸡蛋1只，白糖适量。

制法：核桃仁打碎，水煎后打入鸡蛋搅匀，加入白糖调服。

用法：每日1～2次。

功效：防治更年期阴虚燥热、失眠等症。

栗子方

原料：栗子30克，枸杞20克，羊肉150克。

制法：栗子、枸杞、羊肉洗净，加入盐少许，加水炖食。

用法：隔日1剂。

功效：防治更年期综合征。

肺结核

肺结核是一种具有传染性的慢性疾患，常因体质虚弱或精气耗损过甚，痨虫趁机侵袭肺部所引发，其病理主要为阴虚火旺，但随着病情的恶化，可出现气阴两虚甚至阴阳两虚而致死亡。患此病者以青壮年居多，且男性多于女性，近年来老年人发病有增加趋势。其临床主要症状有咳嗽、咯血、潮热、盗汗及身体逐渐消瘦等。

【五谷杂粮药膳方剂】

糯米方

原料：糙糯米100克，薏米50克，红枣10枚。

制法：将糙糯米与薏米洗净入锅，然后放入红枣，加水煮粥食用。

用法：量随意。

功效：防治肺结核、贫血、神经衰弱及各种慢性虚弱病。

玉米糁子方

原料：玉米糁100克，芋头150克，大枣12枚。

制法：将上述三味原料洗净加水煮粥，加入适量蜂蜜调服。

用法：每日2次。

功效：防治肺结核、潮热。

山药鸡蛋方

原料：山药120克，鸡蛋1个，大米100克。

制法：将山药、大米洗净入锅，加水煮沸，然后打入鸡蛋服食。

用法：食用。

功效：防治肺结核、咳嗽、盗汗。

蚕豆荚方

原料：鲜蚕豆荚250克。

制法：将鲜蚕豆荚洗净入锅，加水煎服。

用法：每日1剂。

功效：防治肺结核咯血、尿血、消化道出血等症。

大蒜粳米方

原料：紫皮蒜去皮30克，粳米30克，白及粉3克。

制法：将去皮大蒜放入沸水中煮15分钟捞出，将粳米放入煮蒜水中煮成稀粥，再将蒜放入粥中；另将白及粉和入粥，拌匀即可。

用法：一般食用15日。

功效：防治肺结核、咳嗽、痢疾、泄泻。

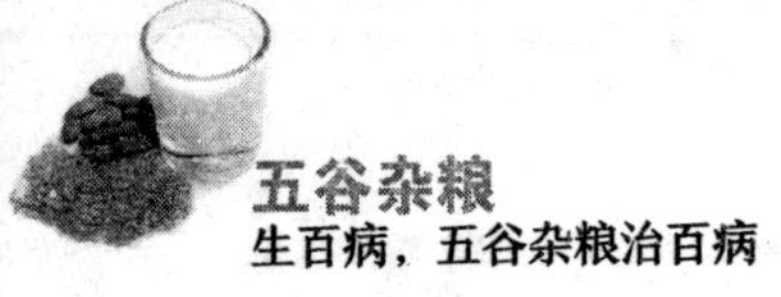

尿路结石

尿路结石又称为尿石症，包括肾结石、输尿管结石、膀胱及尿道的结石。临床上将肾和输尿管结石合称为上尿路结石，膀胱和尿道结石合称为下尿路结石。本病多见于青壮年，患者可长期无症状，但若活动的结石突然阻塞时，则可有绞痛，并常伴尿频、尿急、尿痛或血尿等症状，同时患者还可伴有面色苍白、大汗淋漓、恶心、呕吐、腹胀等症状，病情严重者可导致肾积水和肾功能不良。

【五谷杂粮药膳方剂】

核桃仁方

原料：生核桃仁120克，食用油、白糖各适量。

制法：将核桃仁用食用油炸酥，加白糖适量，混合研末使之成乳剂或膏状服用。

用法：1~2日内分数次服完。可连续食用直至结石排出、症状消失为止。

功效：防治尿路结石。

绿豆芽方

原料：绿豆芽1000克，白糖100克。

制法：将绿豆芽洗净，绞汁，兑入白糖，调匀即可。

用法：每日1剂，分数次服完。

功效：防治尿路结石。

慢性肾炎

慢性肾炎是慢性肾小球肾炎的简称，是由一组不同病因所致、病情迁延发展，最终导致慢性肾衰竭的肾小球疾病。慢性肾炎患者以青、中年男性居多。起病隐匿、缓慢。临床症状以水肿、蛋白尿、血尿、高血压、慢性进行性功能损害为主要特征。晚期常见贫血。

【五谷杂粮药膳方剂】

花生米方

原料：花生米120克，蚕豆250克。

制法：花生米、蚕豆入锅，加3碗水，微火煮，水呈棕色并混浊时加红糖服食。

用法：每日1次。

功效：防治慢性肾炎。

芋头方

原料：芋头1000克，红糖250克。

制法：芋头洗净，煅灰研末，加红糖，混匀，温开水送服。

用法：每次40～60克，每日3次。

功效：防治慢性肾炎。

赤小豆方

原料：赤小豆100克，白糖30克。

制法：先将赤小豆洗净，加水煎煮，熟后兑入白糖调服。

用法：每日1剂，分2次服完。

功效：防治慢性肾炎、略有浮肿。

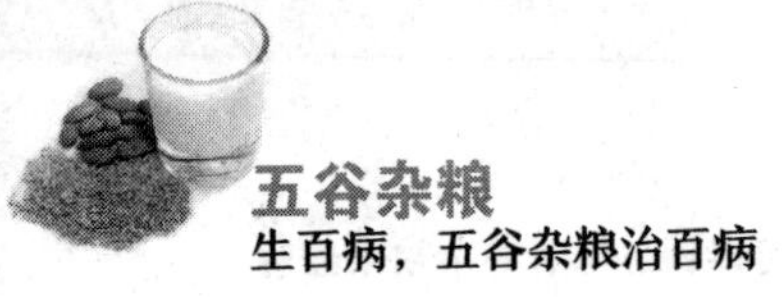

疖

疖又称疖疮，是皮肤毛囊或皮脂腺的急性化脓性感染。本病患者以小儿为多见，且多发生于酷热的夏季。身体任何部位都可以出现病变，但多见于头、面、颈、腰、背及腋下、臀部等皮肤娇嫩之处。其临床表现为色红、灼热、疼痛，突起根浅，肿势局限，范围多在3～6厘米，溃脓后即愈。一般很少有全身症状。因本病多发于夏季，故又称暑疖、热疖，若反复发作，日久不愈者称疖病。

本病多因夏秋季节、气候炎热或在强日光下曝晒，感受暑毒所致；或者可因天气闷热，汗出不畅，热不外泄，暑湿热毒蕴蒸肌肤，引起痱子，反复搔抓，破伤染毒而生。所以注意清洁卫生，尤其是夏季里勤洗澡、勤换内衣裤，可减少本病的发生。

【五谷杂粮药膳方剂】

生白薯方

原料：生白薯适量。

制法：生白薯洗净去皮，切碎捣烂，或加鲜鱼腥草等量同捣烂，敷于患处，敷至局部发热即行更换。

用法：每次约2～3小时，连敷数日可愈。

功效：防治疮疖及乳腺炎。

赤小豆方

原料：赤小豆适量，水或醋，或蜂蜜，或鸡蛋清适量。

制法：将赤小豆用水浸软，捣烂，再用水或醋，或蜂蜜，或鸡蛋清，调成膏状，外敷患处。

用法：每日1次。

功效：防治热疖、腮腺炎。

生绿豆方

原料：生绿豆50克。

制法：生绿豆研末，每次15克，用开水冲服。

用法：每日1次。

功效：防治乳部疮疖肿痛。

生姜土豆方

原料：生姜、土豆各适量。

制法：生姜、土豆共捣烂，外敷患处。

用法：每日1次。

功效：防治热疖。

麻　疹

麻疹是小儿常见的急性发疹性呼吸道传染病，主要由麻疹病毒感染所致。多发于冬春二季，传染力极强，以体质娇嫩的婴幼儿为多见。发病初期，可有发热、流涕、咳嗽、喷嚏等症状，同时伴有两眼发红、畏光、眼泪汪汪等。2～3天后，口腔内两颊可出现小白点，周围有红晕，3～5天后皮疹开始从耳后出现，并逐渐由脖子蔓延至颜面、胸背、四肢、手足心，至此，麻疹即已出透。若病情进展顺利，其后即进入恢复期，病程大约为10日。

【五谷杂粮药膳方剂】

大米香菜方

原料：大米50克，香菜20克，红糖50克。

制法：大米洗净，加水煮粥，将熟时加入香菜、红糖调服。

用法：每日1次。

功效：防治小儿麻疹初期、透发不畅。

山药莲子方

原料：山药50克，莲子30克，鸭梨1个。

制法：山药、莲子、鸭梨洗净切好，加水炖至熟烂，温服。

用法：每日1剂，分2～3次服完，连服4～5日。

功效：防治收疹期。

水　痘

水痘也为小儿常见传染病之一，是由水痘—带状疱疹病毒感染所致。临床表现以皮肤丘疹、疱疹、结痂三种皮损同时存在为主要特征。本病传染性较强，以冬、春季多见。一旦感染可获终身免疫力。本病患者多见于10岁以下的小儿。

水痘的初期可有轻度发热等症状，1～2天后，皮疹可依次从躯干、头部、面部、四肢出现，不高出皮肤，数小时后变为丘疹，高出皮肤，再变为透明饱满的水痘，然后变为混浊，再变为干瘪的水疱。水疱周围皮肤发红、发痒。1～2天后，干枯结痂，几天后痂落，不留疤痕。并发细菌感染时，可形成脓痘，重者可有全身中毒症状，甚至合并脑炎及蜂窝组织炎等。

【五谷杂粮药膳方剂】

绿豆方

原料：绿豆50克，海带30克。

制法：绿豆、海带洗净，加水煎汤，用红糖调服。

用法：每日1～2次。

功效：防治水痘。

粳米方

原料：粳米60克，绿豆30克，梅花15克。

制法：先将梅花煎水取汁备用。锅内加水适量，放入粳米、绿豆煮粥，熟后兑入梅花汁及适量白糖即可服食。

用法：每日1剂。

功效：防治水痘。

赤小豆方

原料：赤小豆、白糖各适量。

制法：赤小豆洗净，加入白糖，加水煮食。

用法：每日1剂，连服5～7日。

功效：防治水痘。

哮　喘

哮喘是一种严重威胁公众健康的慢性疾病。发病季节以秋、冬两季最多，春、夏季较少。发病年龄则以12岁以前开始发病者居多。

临床典型的支气管哮喘发作前有先兆症状，如打喷嚏、流涕、咳嗽、胸闷等，如不及时处理，可出现哮喘，甚者端坐呼吸，干咳或咯白色泡沫样痰，甚至出现紫绀。引发支气管哮喘的原因很复杂，一般认为，大多是在遗传的基础上受到体内外某些

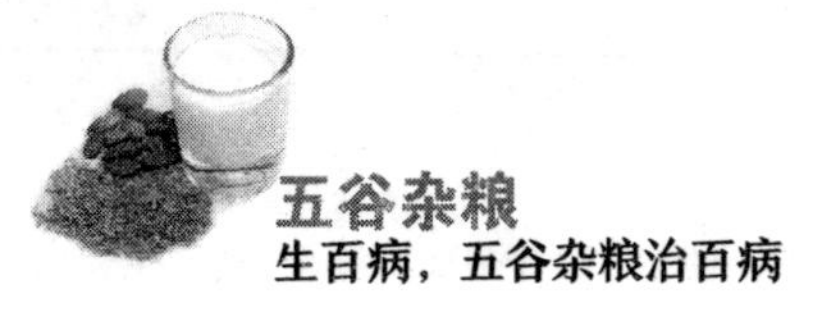

因素，如过敏、感染、劳累过度以及精神因素所致。

【五谷杂粮药膳方剂】

核桃方

原料：核桃肉1000克，蜂蜜1000克。

制法：将核桃肉捣烂，加入蜂蜜，摇匀，装入瓶中，以开水送服。

用法：每次1匙，每日2次。

功效：防治体弱虚喘。

豆腐方

原料：豆腐500克，麦芽糖100克，生萝卜1个。

制法：豆腐洗净切块、生萝卜捣汁，与麦芽糖混和煮沸。

用法：每日分2次服完。

功效：防治支气管哮喘。

小儿厌食症

小儿厌食症是指以长期食欲减退或食欲缺乏为主要症状的一种儿科常见病。患儿可见不思饮食，食量较同龄正常儿童明显偏少，甚至对进食表示厌恶。本病临床表现以厌恶进食为主要症状，同时可伴有恶心嗳气，被迫进食后脘腹作胀，甚至呕吐、大便溏薄、面色无华、形体偏瘦等。

【五谷杂粮药膳方剂】

扁豆方

原料：扁豆20克，山药15克，薏米10克。

制法：扁豆、山药、薏米洗净，加水煮食。

用法：每日1剂。

功效：防治小儿厌食症。

谷芽麦芽方

原料：谷芽30克，麦芽24克，焦锅巴50克。

制法：谷芽、麦芽洗净入锅，加入焦锅巴，加水煎取浓汁服用。

用法：每日1剂，连服3～5日。

功效：防治小儿厌食症。

大枣肉方

原料：大枣肉250克，生姜、生鸡内金各60克，白术120克，桂皮9克。

制法：将以上各药共焙干研末，和匀，加白糖、面粉适量做成小饼，于锅中烘热。每次2～3个，每日2～3次，空腹时做点心食用。

用法：连服7～8日。

功效：防治小儿脾为湿困的厌食，症见面色发黄、疲乏懒动、口腻乏味等症。

百日咳

百日咳是一种由百日咳杆菌引起的小儿急性呼吸道传染病，主要由飞沫传染。百日咳流行较广，一年四季都可发生，但以冬末春初多见。任何年龄的儿童都可罹患本病，尤以1～6岁为多。其主要症状以咳嗽逐渐加重，继而有阵发性痉挛性咳嗽，咳毕有特殊的鸡啼样吸气性回声为主要特征，病程可拖延2～3个月以上。

【五谷杂粮药膳方剂】

扁豆红枣方

原料：扁豆10克，红枣10枚。

制法：扁豆、红枣洗净，加水煎服。

用法：每日1次，连服5～7日。

功效：防治百日咳。

杏仁方

原料：甜杏仁、银杏仁各6克。

制法：将甜杏仁、银杏仁炒黄后研成细粉，开水送服。

用法：每日1剂，分3次服下。

功效：防治肺寒性百日咳。

小儿感冒

小儿感冒是最常见的多发病之一，是由病毒或细菌等引起的鼻、鼻咽、咽部的急性炎症。因为小儿形气不足，卫外不固，容易感受外邪，所以本病尤为常见。小儿感冒是以发热、咳嗽、流涕为主症，其突出的症状是发烧，而且常为高烧，甚至出现抽风。所以虽为感冒，在小儿可以比较严重，如迁延不愈，也可以发展为支气管炎、肺炎等。

【五谷杂粮药膳方剂】

绿豆绿茶方

原料：绿豆9克，绿茶2克，冰糖20克。

制法：将绿豆炒黄，捣为碎末，与茶叶、冰糖混匀，放入杯中，开水冲泡，代茶饮用。

用法：每日1～2次。

功效：防治小儿流行性感冒。

糯米葱白方

原料：糯米50克，葱白5根，姜片3片，米醋各适量。

制法：糯米洗净，加水煮粥，快熟时加入葱白、姜片、米醋少许，用白糖调服。

用法：每日1剂，分2次服完。

功效：防治小儿风寒感冒，症见畏寒、头痛、鼻塞、流清涕等症。

流行性腮腺炎

流行性腮腺炎是由流行性腮腺炎病毒引起的急性呼吸道传染病，以腮腺的非化脓性肿胀及疼痛为主要特征。腮腺炎的流行见于世界各地，以冬、春两季为流行高发季节。大多数患者为学龄前儿童及学龄儿童，2岁以下幼儿则很少发病。本病传染源为患者及隐性感染者。患者的唾液、血液、尿液及脑脊液中均可含有传染病毒。传染途径主要是唾液飞沫吸入。一次感染后，可获终身免疫。

【五谷杂粮药膳方剂】

黄豆方

原料：黄豆50克，绿豆100克，红糖60克。

制法：黄豆、绿豆洗净，加入红糖，加水煎服。

用法：每日1剂，分2次服完。

功效：防治流行性腮腺炎。

赤小豆方

原料：赤小豆适量。

制法：赤小豆研末，加白醋调成糊状，敷于患处。

用法：每日1次，连用3～4次。

功效：防治流行性腮腺炎、疖肿成脓期。

生绿豆粉方

原料：生绿豆粉、白醋各适量。

制法：生绿豆粉加白醋调匀，涂敷患处。

用法：每2日换药1次。

功效：防治流行性腮腺炎。

痈

痈是发生于皮肤和皮下组织的化脓性炎症，是由金黄色葡萄球菌引起的多个相邻毛囊和皮脂腺的急性化脓性感染。痈为多头疖，常发生于颈项、背、腰等处，因而有颈痈、背痈、腰痈之称。本病多见于成年人，糖尿病患者尤为易发。

本病初起局部皮肤肿胀不适，表面有粟状脓头，继而脓头变多，疼痛剧烈，逐渐向外扩大，形成蜂窝，色红紫，最后中心坏死，并向深处发展，流出稠厚黄白色脓液。如脓栓、坏死组织脱净，可逐渐愈合。常伴有发热、恶寒、头痛、乏力、食欲减退等全身症状。

【五谷杂粮药膳方剂】

绿豆方

原料：绿豆150克，黄豆80克，红糖120克。

制法：绿豆、黄豆洗净，加入红糖，炖烂后食用。本方有解毒、消肿等功效。

用法：每日1次。

功效：防治皮下组织的化脓性炎症。

赤小豆方

原料：赤小豆适量。

制法：将赤小豆研成细末，用白蜜调匀，外敷患处。

用法：每日3次。

功效：防治痈。

风湿性关节炎

风湿性关节炎是一种常见疾病，是由于机体内在正气虚，阳气不足，卫气不能固表，以及外在风、寒、湿三邪相杂作用于人体，侵犯关节所致（以双膝关节和双肘关节为主）。发作时患部疼痛剧烈，有灼热感或自觉烧灼而摸之不热。本病迁延日久，可致关节变形甚至弯腰驼背，渐至足不能行，手不能抬，日常生活不能自理，严重者危及心脏，可引起风湿性心脏瓣膜病，应引起高度重视。本病的发病原因尚未明确，但一般认为，可能与甲型溶血性链球菌感染后引起机体的变态反应有关。

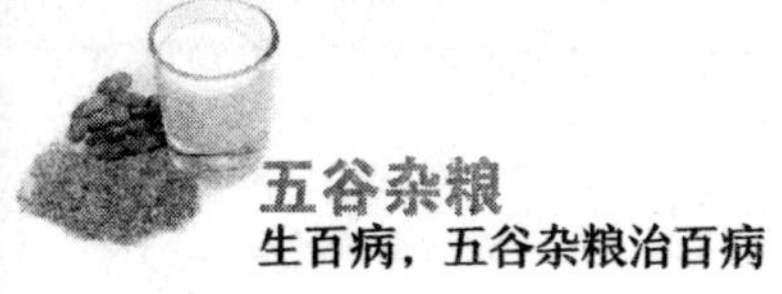

【五谷杂粮药膳方剂】

乌豆方

原料：乌豆20克，大米60克。

制法：先取乌豆用温水浸泡1夜，然后加水先煮数沸，加入大米煮粥，熟时调入适量红糖服用。

用法：每日2次。

功效：防治风湿性关节炎。

芋头生姜方

原料：芋头300克，生姜300克，面粉100克，黄酒50克。

制法：将芋头洗净去皮，与生姜一起捣成糨糊状加入面粉、黄酒调匀即可。

用法：外敷患处，每日1剂，用两次。

功效：防治跌打损伤、扭伤、腰痛、肢体关节痛。

便　秘

便秘是指大便次数明显减少，或排出困难，也指粪便坚硬或有排便不尽的感觉。便秘多与大肠的传导功能失常有关，并且与脾胃及肾脏的关系也较为密切。其发病的病因可分为：燥热内结，津液不足；情志失和，气机郁滞；劳倦内伤，身体衰弱，气血不足等。

一般来说，如粪便在肠内停留过久并超过48小时以上者，即可认定便秘。根据有无器质性病变，可将便秘分为器质性便秘和功能性便秘两种。器质性便秘可由多种器质性病变引起，如结肠、直肠及肛门病变，老年营养不良、全身衰竭、内分泌及代谢疾病等均可引起便秘；功能性便秘则多由功能性疾病如肠道易激综合征、滥用药物及饮食失节、排便、生活习惯所致。便秘的临床表现除有大便秘结不通以外，还可伴见腹胀、腹痛、食欲减退、嗳气反胃等症状。

【五谷杂粮药膳方剂】

核桃仁方

原料：核桃仁50克。

制法：将核桃仁捣碎研末，温水送服。

用法：每日2次。

功效：防治肠燥便秘。

马铃薯方

原料：新鲜马铃薯、蜂蜜各适量。

制法：将马铃薯洗净，切碎，捣汁，加入蜂蜜适量，每日早晨空腹食用。服食期间禁吃辛辣食品。

用法：每次2汤匙，连用2～3周。

功效：防治习惯性便秘。

红薯大米方

原料：红薯250克，大米80克，白糖30克。

制法：将红薯、大米，加水煮粥，加入30克白糖调服。

用法：每日1次。

功效：防治便秘。

黑芝麻方

原料：黑芝麻30克，大米100克。

制法：将黑芝麻、大米洗净入锅，加水煮粥食用。

用法：每日2次，连服15日。

功效：防治慢性便秘。

豆浆方

原料：鲜豆浆500毫升，大米60克，白糖适量。

制法：鲜豆浆与大米共煮粥，熟时调入适量白糖食用。

用法：每日1次。

功效：防治便秘。

黑芝麻核桃仁方

原料：黑芝麻、核桃仁各30克，蜂蜜20克。

制法：将黑芝麻、核桃仁共捣烂，加入蜂蜜，用开水冲服。

用法：每日1次。

功效：防治便秘。

黑芝麻杏仁大米方

原料：黑芝麻100克，甜杏仁20克，大米100克，白糖30克。

制法：将黑芝麻、甜杏仁、大米去杂质，研细粉入锅，加水1200毫升，煎煮30分钟，煮成糨糊状时加入白糖即成。

用法：每日1次。

功效：防治便秘、头晕。

眩　晕

眩晕是目眩与头晕的合称，为常见症状，体胖、体弱及老年人较易发作。目眩即眼花或眼前发黑，视物模糊；头晕即感觉自身或周围物体旋转，站立不稳。目眩与头晕常同时并存，故合称眩晕。本症患者轻者眩晕转眼即消失，重者自觉眼前景物旋转不定，以致站立不稳，伴见耳鸣、恶心呕吐、眼球震颤、出冷汗、手抖面白等症状。高血压、严重贫血、梅尼埃病、脑震荡、神经衰弱、动脉硬化、药物中毒、心律失常等，均可引发眩晕。

【五谷杂粮药膳方剂】

绿豆皮扁豆皮方

原料：绿豆皮、扁豆皮各10克，茶叶5克。

制法：绿豆皮、扁豆皮洗净，上火炒黄，与茶叶同放入杯中，沸水冲泡，代茶饮用。

用法：每日1次。

功效：防治头晕、目眩等症。

肺脓肿

肺脓肿，属于中医学“肺痈”的范畴，是由肺组织坏死而产生的局限性有脓液的空洞，同时伴有周围肺组织炎症的一种疾患。其主要成因是外感风热之毒，熏蒸于肺，肺受热灼，清肃失常，热壅血瘀，郁结成痈，血败化脓；或因原有痰热，过食辛热煎炸，湿热蕴结日久，再因外感风热，内外合邪，更易发病。主要特征有咳则胸痛、吐痰腥臭，甚至咳吐脓血，乍寒乍热。本病多发生于青壮年，男性多于女性。

【五谷杂粮药膳方剂】

豆浆方

原料：豆浆250毫升，鸡蛋1个，白糖适量。

制法：将豆浆煮沸后打入鸡蛋，搅匀，调入白糖饮服。

用法：每日清晨空腹服下，连服10～15日。

功效：防治肺脓肿、咳嗽。

薏米方

原料：薏米120克，醋250毫升。

制法：把薏米与醋文火烧成浓汁服用。

用法：分次服完。

功效：防治肺脓肿。

神经衰弱

神经衰弱是神经官能症中最常见的一种病症，其发病原因是由于精神高度紧张，思虑太过，致使中枢神经兴奋与抑制过程失调，高级神经活动规律被破坏所引发的一种功能性疾病。临床症状一般表现为疲劳、神经过敏、失眠多梦、心慌心跳、多疑、焦虑及忧郁等。

【五谷杂粮药膳方剂】

核桃五味子方

原料：核桃5个，五味子7粒，蜂蜜适量。

制法：每晚睡前嚼食核桃和五味子，用蜂蜜兑温开水送服。

用法：每日1次。

功效：防治肾虚所致的神经衰弱。

大枣方

原料：大枣10枚，浮小麦30克，甘草10克。

制法：大枣、浮小麦、甘草洗净入锅，加水煎服。

用法：每日1次，连服15～20日。

功效：防治神经官能症。

糯米薏米方

原料：糯米100克，薏米50克。

制法：糯米、薏米洗净入锅，再放入适量大枣，煮粥服食。

用法：每日1次。

功效：防治神经衰弱、肺结核、贫血等症。

小红枣方

原料：小红枣20枚，连须葱白7根。

制法：先将小红枣洗净，用水泡发，煮20分钟，再将洗净切碎的葱白加入，继续用小火煮10分钟，吃枣喝汤。

用法：每日1剂。

功效：防治神经衰弱、贫血等症。

核桃仁方

原料：核桃仁50克，黑芝麻50克，桑叶50克。

制法：核桃仁、黑芝麻、桑叶洗净，捣泥为丸，每丸5克服用。

用法：每服3丸，每日2次。

功效：防治神经衰弱、健忘、失眠、多梦、食欲不振。

阿尔茨海默病

阿尔茨海默病的临床特点是以精神和智力上的异常，患者的知觉、智力、记忆能力持续性减退为主要表现的一种老年人常见病，一般发病年龄在65岁以上。其首发症状常为记忆障碍，如经常失落物品、语无伦次等。随后，理解判断、分析综合、计算识别等智能活动进一步减退，工作能力和社会适应能力明显下降，如不知饥饱，出门不知归途，叫不出家人的名字，甚至说不出自己的姓名、年龄、住址等。有些患者因心理代偿反应在早期出现妄想观念，随着痴呆的加重而逐渐消退。患者可有性格改变，对周围事物反应淡漠，情绪抑郁或易激动，无故吵闹，甚至缺乏羞耻感及道德感。有些患者表现为坐立不安，疑病，有虐待及狠毒行为，亦可有妄想、幻觉及怪癖。及至后期，终日卧床不起，大小便失禁，言语杂乱无章。患者外貌苍白，皮肤干燥，色素沉着，发白齿落，肌肉萎缩，痛觉反应消失。

【五谷杂粮药膳方剂】

核桃仁方

原料：核桃仁30克，大枣10枚，大米100克，红糖30克。

制法：核桃仁、大枣、大米洗净入锅，加入红糖，煮粥服食。

用法：每日2次。

功效：防治阿尔茨海默病。

黑芝麻方

原料：黑芝麻50克，大米120克，蜂蜜30克。

制法：黑芝麻、大米洗净入锅，加入蜂蜜，煮粥服食。

用法：每日1次。

功效：防治阿尔茨海默病。

莲子方

原料：莲子20克，大枣9枚，蜂蜜15克。

制法：莲子、大枣洗净入锅，加入蜂蜜，加水煎服。

用法：每日1次。

功效：防治阿尔茨海默病。

栗子粥

原料：栗子200克，山药150克，白糖30克。

制法：将成熟鲜栗子去壳，成熟鲜山药去皮，一同切成碎块入绞汁机，加水150克，绞成浆汁，放入白糖拌均匀，装入汤碗中，入蒸笼中，用大火蒸1小时起笼，待温时即成。

用法：温热食用，每日1剂，分两次用。

功效：防治年老体弱、腰膝酸软、食欲不振。

榛子白糖方

原料：榛子300克，白糖30克，食用油15毫升。

制法：榛子去壳取仁，将锅烧热后加入食用油、榛子仁，文火翻炒，至色黄质酥，即拌入白糖，起锅，装盘备用。

用法：食用。

功效：防治记忆力减退、病后体虚。

第六章

吃对五谷杂粮，上班族不忘事、精力足、睡眠好

食物越来越丰富，身体却越来越差；活得越来越体面，快乐却越来越少……当你生活压力大的时候，回家吃饭吧，在五谷杂粮中寻找力量，回归健康、愉悦的生活方式。

上班族多吃花生补补脑

整日面对电脑、报告，上班族常常被折腾得头晕脑涨，吃什么能补脑？营养专家给出了答案：上班族及脑力劳动者应多食用花生等坚果及坚果类深加工食品，从而达到健脑益智的效果。

花生是中国人喜欢的传统食品，花生有一定的药用价值和保健功能，其中含有7%的多酚物质，多酚物质的抗氧化性是维生素E的50倍，可有效延缓衰老、增进智力，被古人称为“人参果”，是世界公认的三大益智健脑坚果之一。另外两种是核桃和葡萄籽，核桃俗称“智慧果”，而葡萄籽也被称为“美丽果”。

花生的吃法很多，生吃、煮熟、爆炒、油炸均可。但爆炒、油炸对花生中富含的维生素P和其他营养成分破坏很大，且使花生甘平之性变为燥热之性，食之极易生热上火。从养生保健及口味考虑，还是食用水煮花生为好，这种吃法不温不火、易于消化、老少皆宜。

需要注意的是，花生米很容易受潮变霉，产生致癌性很强的黄曲霉菌毒素。黄曲霉菌毒素可引起中毒性肝炎、肝硬化、肝癌。这种毒素耐高温，煎、炒、煮、炸等烹调方法都分解不了它。所以一定要注意不可吃发霉的花生米。

吃花生要连红皮一起吃，花生外面那层薄薄的红衣对人体有很多好处。女性朋友，尤其是处于经期、孕期、产后和哺乳期的女性更应该常吃、多吃，因为这些时期的女性失血和营养消耗较多，花生的红衣对女性养血、补血很有好处。

中国民间一直有“天天坚果，心脑灵活”的说法。除了坚持食用坚果，还可以选用花生油、核桃油、葡萄籽油等坚果调和油来烹制食物，同样也能补充坚果营养。中国预防医学院检验结果表明，花生富含卵磷脂和脑磷脂，它是神经系统所需要的重要物质，能延缓脑功能衰退，抑制血小板凝集，防止脑血栓形成。每百克花生油含锌量达8.48毫克，是色拉油的37倍，菜籽油的16倍，豆油的7倍，而锌能促进儿童大脑发育，激活中老年人脑细胞，对延缓衰老有特殊作用。所以，多吃花生对预防老年人智力衰退及促进儿童智力发育也十分有益。

不适合食用花生的人

高脂血症患者不宜食用：花生含有大量脂肪，高脂血症患者食用花生后，会使血液中的脂质水平升高，而血脂升高往往又是动脉硬化、高血压、冠心病等疾病的重要致病原因之一。

胆囊切除者不宜食用：花生里含的脂肪需要胆汁去消化。胆囊切除后，储存胆汁的功能丧失。这类患者如果食用花生，没有大量的胆汁来帮助消化，常会引起消化不良。

消化不良者不宜食用：花生含有大量脂肪，肠炎、痢疾等肠胃功能不良的患者食用后，会加重病情。

跌打瘀肿者不宜食用：花生含有一种促凝血因子。跌打损伤、血脉瘀滞者食用花生后，可能会使血瘀不散，加重肿痛症状。

南瓜子补充脑力，还是男人的最佳零食

对于上班族来说，脑子不够用是一件很烦人的事情。平日

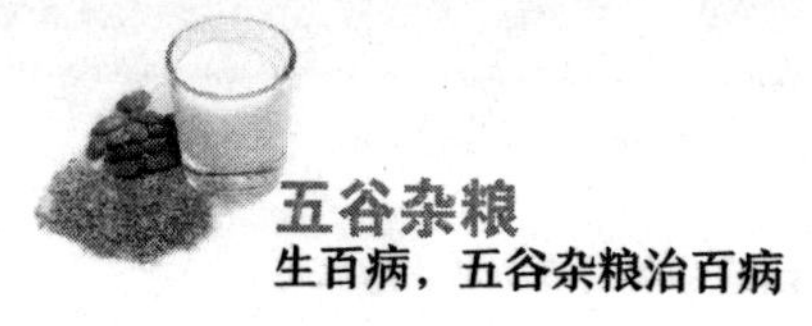

我们所说的“脑子不够用”，主要是指遇到了需要深入思考的问题，需要认真动脑筋去解决的时候，脑子就是转不过来，往往感到心有余而力不足。这是一种思维的“短路”状态，要解决它，除了平时多做一些思维的锻炼之外，还需要进行大脑营养的补充，进食一些补充脑力的零食，比如南瓜子。

南瓜子含有大量脂肪、蛋白质、维生素C、B族维生素、胡萝卜素、不饱和脂肪酸、超氧化物以及酶等，这些物质能使大脑经常处于兴奋状态，益智作用明显。上班族在工作之余经常进食，可以有效缓解大脑疲劳，激发大脑潜能，是大脑保健的理想零食。

近年来，还有营养专家指出，南瓜子是男人的最佳零食。因为南瓜子含有丰富的氨基酸、不饱和脂肪酸、维生素及胡萝卜素等营养成分。经常吃南瓜子不但可以预防肾结石的发生，还可以促进患者排出结石。更重要的是，南瓜子中的活性成分和丰富的锌元素，对前列腺有保健作用。

科学研究表明，男性的前列腺肿大、增生，通常是由于血液中缺锌造成的。正常情况下，在前列腺中锌含量比人体其他器官都高，这是因为男性雄激素的合成需要锌这种矿物质。所以每天坚持吃一把南瓜子，可防治前列腺肥大，增进性功能。

因此，营养专家建议前列腺肥大的男性上班族，可在中药店或瓜果店买生南瓜子，也可以平时吃老南瓜时自己留下的种子。每日嚼食去壳生南瓜子90克，早、中、晚各一次，每次约30克。一周为一个疗程，可连续服2～3个疗程，无不良反应。服后可使尿急、尿频、尿痛及尿失禁等症状减轻，夜尿减少。美国研究人员曾经发表的科研论文也指出“每天坚持吃一把南瓜子”就可治疗前列腺肥大，并使第二期症状恢复到初期，明显改善第三期病情，因为南瓜子中的活性成分可消除前列腺初期的肿胀，同时还有预防前列腺癌的作用。

南瓜子不仅营养丰富，而且相比其他坚果类零食而言，其价格比较便宜，是性价比较高的食品。

南瓜子不仅可以当作午后零食直接食用，还有很多其他的食用方法：比如在南瓜子上加一些香料，然后在烤箱中烤出自己喜欢的味道；另外，在烤饼干的时候同时加入南瓜子、核桃仁和杏仁，可达到营养加倍的效果；烙饼时既可以加入南瓜子，也可以放一些南瓜；做沙拉时也可以放一些南瓜子，让菜肴变得更加丰富。

美国营养学家乔伊·鲍尔称赞南瓜子是一种高营养的理想零食。因为南瓜子里含有非常丰富的营养物质：铁、锌、镁、锰和健康的脂肪。当然，南瓜子的热量也较高，所以上班族朋友最好一次不要吃太多。

益气补脾，富含淀粉酶的山药当仁不让

脾为后天之本，是人体存活的根本，只有脾好了，人的身体才能正常地运转。生活中的你如果经常流口水、眼皮耷拉，说明你的脾就不好，这个时候一定要好好补脾。那么补脾最好的东西是什么呢？山药是你最好的选择。

山药又称薯蓣、薯药、长薯，为薯蓣科多年生缠绕草本植物。山药中以淮（怀）山药为最，是一种具有高营养价值的健康食品，外国人称其为“中国人参”。山药口味甘甜，性质滋润平

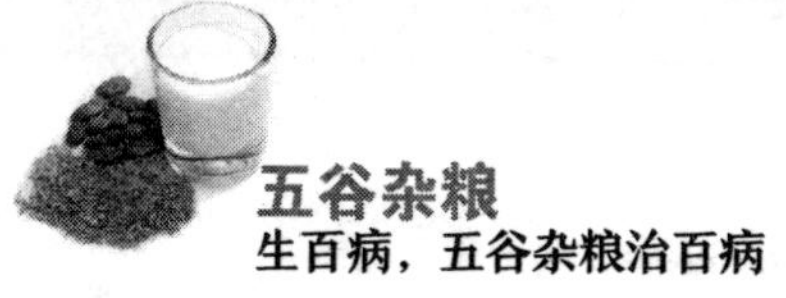

和，归脾、肺、肾经。中医认为它能补益脾胃、生津益肺、补肾固精。对于平素脾胃虚弱、肺脾不足或脾肾两虚的体质虚弱，以及病后脾虚泄泻、虚劳咳嗽、遗精、带下、小便频数等非常适宜。

《本草纲目》对山药的记载是："益肾气，健脾胃，止泻痢，化痰涎，润皮毛。"因为山药的作用温和，不寒不热，所以对于补养脾胃非常有好处，适合胃功能不强，脾虚食少、消化不良、腹泻的人食用。患有糖尿病、高血脂的老年人也可以适当多吃山药。

现代医学证实，山药含有淀粉酶、多酚氧化酶等物质，有利于脾胃消化吸收，是一味平补脾胃的药食两用之品。不论脾阳亏或胃阴虚，皆可食用。临床上常与胃肠饮同用治脾胃虚弱、食少体倦、泄泻等病症。

注意，山药切片后需立即浸泡在盐水中，以防止氧化发黑；新鲜山药切开时会有黏液，极易滑刀伤手，可以先用清水加少许醋洗，这样可减少黏液。山药不要生吃，因为生的山药里有一定的毒素。山药也不可与碱性药物同服。

此外，山药皮中所含的皂角素或黏液里含的植物碱，少数人接触会引起山药过敏而发痒，处理山药时应避免直接接触。所以最好用削皮的方式，并且削完山药的手不要乱碰，马上多洗几遍手，要不然就会抓哪儿哪儿痒。

【推荐食谱】

山药茯苓粥

原料：山药50克，茯苓50克，炒焦粳米250克。

制法：将所有材料加水煮成粥。

功效：健脾养胃。

扁豆山药羹

原料：扁豆100克，红糖30克，新鲜山药50克。

制法：先将扁豆用淘米水浸泡后去皮，山药去皮洗净切成小块，与扁豆一起放入锅中，加水1000毫升，然后加红糖调匀即可。

功效：健脾化湿。

山药羊肉汤

原料：羊肉500克，山药150克，姜、葱、胡椒、绍酒、食盐适量。

制法：

1.羊肉洗净切块，入沸水锅内，焯去血水；姜、葱洗净，用刀拍破备用。

2.淮山片清水浸透与羊肉一起置于锅中，放入适量清水，将其他配料一同投入锅中，大火煮沸后改用文火炖至熟烂即可。

功效：补脾胃，益肺肾。

小麦胚芽、大麦纤维，都是养心的良药

中医认为，小麦入心、脾、肾经，具有养心、益肾、除热、止渴的作用。《本草再新》把小麦的功能归纳为四种：养心，益肾，活血，健脾。《医林纂要》又概括了它的四大用途：除烦，止血，利尿，润燥。失眠、心烦、莫名悲伤者可用带皮的全小麦熬粥喝，症状严重者可加入甘草、大枣一起加水煎煮，温服，可以起到疏肝理气、调畅心机的作用。

现代医学证实，小麦的营养价值很高，所含碳水化合物约占

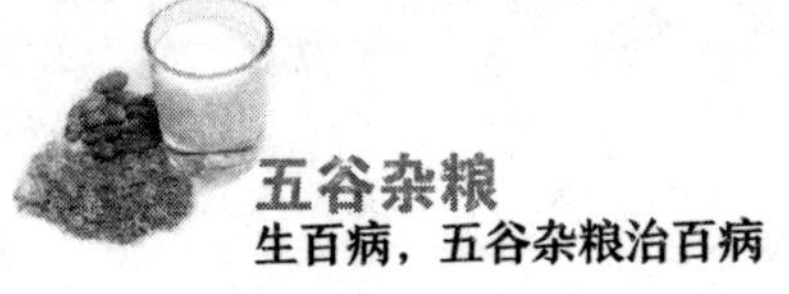

75%，蛋白质约占10%，是补充热量和植物蛋白的重要来源。小麦还含有脂肪、钙、磷、铁及B族维生素等多种营养成分。小麦胚芽更是被誉为“人类天然的营养宝库”，食用可增强记忆力、解除疲劳，尤其能养护心脏、神经和血管。

对于更年期妇女，食用未精制的小麦还能缓解更年期综合征。并且小麦粉（面粉）还具有良好的嫩肤、除皱、祛斑等功效。

因心血不足而导致失眠多梦、心悸不安、多哈欠的人适宜食用；患有脚气病和末梢神经炎的人也适宜食用，但食用时以全麦食品为佳。糖尿病患者不宜食精面粉，这类人可吃含麦麸较多的全麦食品或粗面粉。

大麦也是养心的佳品。《本草经疏》中记载：“大麦，功用与小麦相似，而其性更平凉滑腻，故人以之佐粳米同食。或歉岁全食之，益气补中、实五脏、厚肠胃之功，不亚于粳米。”

现代医学证实，大麦还含有大量的膳食纤维，不仅可刺激肠胃蠕动，达到通便作用，还可抑制肠内致癌物质产生，降低血中胆固醇，预防动脉硬化，因此巴基斯坦人又誉其为“心脏病良药”。

美国食品及药物管理局证实，谷类食品、面包和其他含有完整或粉碎的大麦颗粒的食品，有减少患心脏疾病危险的功效。大麦能降低人体总胆固醇水平和低密度脂蛋白胆固醇水平。如果每天吃100克大麦麸，能有效降低人体血浆中胆固醇和糖的浓度，与注射胰岛素的效果几乎一样。

葵花子让你心情好，不失眠

生活越来越好，快乐却越来越少。整天忙忙碌碌，上班族的心情也会受其影响，特别容易引发或加重抑郁症，经常进食富含B族维生素的食物，对改善不良情绪及抑郁症将大有裨益，而葵花子中就含有大量的维生素B_8。美国生物学证实，葵花子能辅助治疗抑郁症、神经衰弱、失眠症等，还能增强人的记忆力。可见，经常吃点葵花子，对上班族来说，非常有益。

此外，上班族是心脑血管疾病的多发人群，而葵花子中富含亚油酸，亚油酸则能起到预防高血压、动脉硬化等心脑血管疾病的作用。

另外，因亚健康引起的手足皲裂，往往是由于自主神经功能紊乱、缺乏维生素及营养不良等引起的。为了预防这一恼人症状，人们除了要注意添加衣服保暖外，还应注意补充维生素，尤其要注意补充维生素E。因为维生素E是出色的抗氧化剂，有助于维持神经、肌肉组织的正常，使毛细血管壁更稳固，这样原本淤滞的血液循环可以恢复顺畅。

而葵花子中含有蛋白质、脂肪、多种维生素和矿物质，其中亚油酸的含量尤为丰富，有助于保持皮肤细嫩，防止皮肤干燥和生成色斑。且葵花子是维生素E含量最为丰富的食品之一，同时葵花子中热量也较高，每100克（去皮）所含的热量约为610千卡，比同等重量的米饭、猪肉、羊肉、鸡鸭肉所含的热量都要高，可以抵挡忙碌的一天。每天吃一把葵花子，就能补充人体一天所需的维生素E。

需要注意的是，超市或商店里卖的一般都是炒好的葵花子，

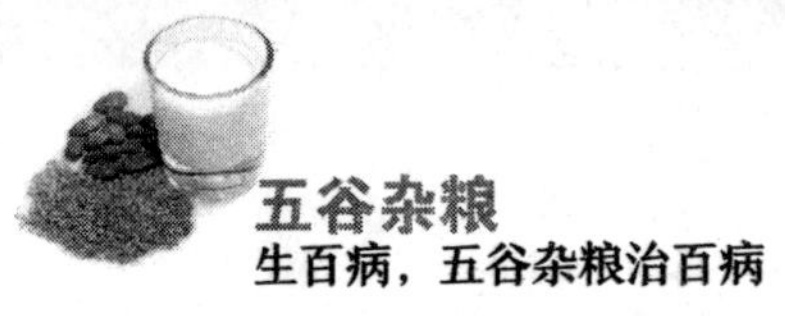

其中有不加任何调味剂的原味葵花子，还有加了甘草、奶油、绿茶、巧克力等不同配料炒制的多种口味的葵花子，如果只是作为零食吃，那可以依据自己的喜好随意选择；如果是想作为日常保健品，则最好选择没有经过炒制的原味葵花子，这样才能保证好的功效。

葵花子热量较高，不宜多食，以每日50克为宜，以免上火、口舌生疮，肥胖者尤应注意。吃葵花子时，最好用手剥皮，这是因为经常用牙嗑葵花子，容易使口角糜烂，而且吐壳时将大量津液一同吐掉，时间久了容易导致口舌干燥、味觉迟钝、食欲减少。另外，过多食用葵花子会消耗体内的胆碱，从而影响肝细胞的正常生理功能，所以患有肝炎、肝硬化的患者，最好和葵花子保持距离。

米面混吃抗衰老

在我国南方的一些地区，人们以稻米为主，很少吃面；而在北方，人们以面食为主，很少吃米。但是现在专家开始极力提倡人们把米和面粉混合起来吃。这是为什么呢？

根据专家研究认为，人体衰老的过程是细胞耗氧时代谢出的“自由基”与它遇到的一切分子发生生物反应，极大地破坏了细胞组织，从而形成了人体衰老。研究还发现，一些致癌物质也是通过“自由基”让人患上癌症的，肿瘤患者的“自由基”损伤物要比正常人的含量高出2～4倍。医务人员曾为这些患者做抗“自由基”治疗，使患者的症状得到了改善。另外，在亚洲，壮年男性在夜间突然死去的综合征发病率较其他地方要高得多。据医学研究表明，发生这一病症的原因是他们单独食用精制稻米而缺乏维生素B_1。研究人员认为，当人体内维生素B_1不足时，脱羧酶活性将会下降，糖代谢发生障碍，丙酮酸不能进入柠檬酸循环，从而贮留在人体内引起中毒；还可能引起神经系统、消化系统的变性等症状，导致心脏衰竭。由于面粉中含有较多的抗“自由基”微量元素，而粗制的稻米中含有较多的维生素B_1。所以如果米面混吃，维生素B_1和面粉中抗“自由基”的微量元素的摄入量就会增加，共同吸收则可减少肿瘤的发生，或补充维生素B_1，就可减少死亡。这是减缓衰老、实现长寿的方法之一。

熬夜族喝点荷花桂圆茶

通宵达旦的工作使大脑得不到应有的休息，从而会出现头脑昏沉、不清醒的情况，这是很多熬夜族的共同经验。那么熬夜时如何让自己紧张的神经安定下来，如何让自己摆脱昏沉之感呢？也许你需要一杯清新安神的荷花桂圆茶。

荷花桂圆茶的制作方法十分简单，首先准备荷花1朵，桂圆100克，白糖15克。然后把荷花清洗干净后撕成瓣，切成3厘米见方的块，桂圆则去掉皮和核待用。接着将荷花、桂圆放入锅内，加入适量的清水后开始烧煮，烧沸3分钟后，过滤去渣，加入白糖即可。

荷花不仅适合观赏，而且有一定的药用价值。早在秦汉时期，先民就开始将荷花作为滋补的药用。荷花性温，味苦、甘，

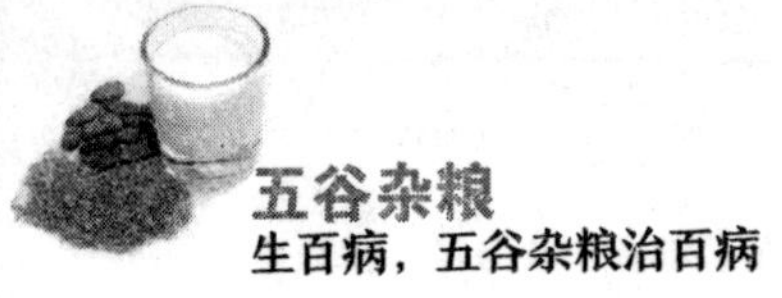

具有生津止渴、活血化瘀、止血止痛、消风祛湿、清心凉血、补脾涩肠、清热解毒等功效。经研究还发现，荷花中含有多种黄酮类，如木樨草素、槲皮素、异槲皮甙、山奈酚、山柰酚-3-半乳糖葡萄糖甙、山柰酚-3-二葡萄糖甙等。将荷花做成食物，不仅味道鲜美，而且可预防和治疗各种出血、失眠多梦、皮肤湿疹等疾患。

桂圆又名“龙眼”，有“益智”、“骊珠”等别称。新鲜的桂圆肉嫩汁甜，美味可口，烘成干果后除了可以食用外还可以入药。桂圆的营养价值非常高，含有丰富的蛋白质、脂肪、钙、铁、核黄素、腺嘌呤、胆碱、酒石酸、烟酸、抗坏血酸等多种营养物质，对人体健康十分有益。

中医认为，心主血脉与神智，与精神、意识思维活动有关。熬夜族长期熬夜，思虑过度，劳心伤脾，容易出现心悸怔忡、失眠健忘、神疲乏力等症状。而桂圆肉甘温滋补，可以入心、脾两经，具有安神的作用，对治疗失眠、心悸、健忘、神经衰弱、记忆力减退十分有效，是补心健脾的佳品。从“益智”这个别名就可以看出，桂圆确实有养心益智的独特功效。同时熬夜族的工作压力大，作息不规律，极容易出现气血不足的情况，尤其是女性上班族，常常会面色苍白或萎黄，倦怠乏力，心悸气短等。桂圆的补益效果十分好，十分适合体虚的上班族食用。桂圆肉能够抑制脂质过氧化和提高抗氧化酶的活性，具有一定的抗衰老作用。有专家提出，应将桂圆列为不可多得的抗衰老食品。经研究发现，桂圆还具有提高机体免疫功能的作用，可以降低血脂，增加冠状动脉血流量，增强机体素质，并能有效抑制子宫癌细胞。

用荷花和桂圆制成的荷花桂圆茶既具有荷花的清香，又具有桂圆的甜蜜，是熬夜族不可多得的一款美味饮品。更重要的是，荷花桂圆茶能有效缓解熬夜族的疲劳，起到安神的作用。

应酬族、精细族怎样吃才营养均衡

一、应酬族：主食不能少

中午一到吃饭的点就呼朋引伴，相约到外面下馆子。晚上聚会多，常常一晚无奈赶两三场，带着还未完全消化的前一顿赶到下一顿。

营养陷阱：即使同样的菜肴，餐馆做出来的也和自家的大相径庭。常言说，“油多不坏菜”，在追求色香味俱全的饭店里，通常采用煎、炒、炸的方法，并将“高油、高盐、高糖”发挥到了极致。一道家常的鱼香肉丝，进到饭店里，就能用掉60～70克的油。就连一道炒青菜，往往也要经过“明油亮芡”的工艺，又多吃了十几克油。

营养补充清单：馆子下多了，食盐的摄入量自然会高。而钾是钠的克星，能排出人体内多余的钠。含钾较丰富的蔬菜有紫菜、海带、香菇、芦笋、豌豆苗、莴笋、芹菜等。

荤菜几乎都是酸性食品（奶类、血制品除外），富含蛋白质、碳水化合物、脂肪等，所以要和碱性食物搭配着吃。含碱量最高的要数海带，其次是青菜、莴笋、生菜、芹菜、香菇、胡萝卜、萝卜等。

外面吃饭普遍存在一个问题，就是荤菜点得太多、素菜几乎没有。一般推荐一桌菜中，荤素各占一半。如果荤菜中配有香菇、木耳、冬笋，可以有意识地把筷子伸向这些食品。点菜时，应适当点一些调味清爽的菜肴，如清蒸、白灼、清炖的菜肴。有一两个浓味菜肴过瘾即可。再配个酸辣小菜，用来提神醒胃。

主食建议选蒸煮的，比如清汤面、蒸窝头、野菜团子等，素馅包子也不错，发面的皮容易消化，馅也不油腻。此外，要少吃葱油饼、榴梿酥。

推荐菜品：淀粉食品（如荞麦面、蕨根粉等）、根茎类食品（如藕片、山药等）和水果沙拉等素食为主，配上一两个少油脂的鱼肉类和豆制品，凉菜不妨点个生拌蔬菜。

二、精细族：多吃点渣

在这一族群的眼里，精细是一种态度和生活品质，吃饭也要精雕细琢，这是原则。

营养陷阱：只吃精米细粮、色香味俱全的菜肴，因为过度加工，一些营养素流失殆尽，比如膳食纤维和B族维生素。此外，对饮食精致主义者来说，最常摆在面前的健康问题就是便秘。

营养补充清单：粗纤维食物属于“多渣食品”，多吃这类食物能消除“少渣食品”对人体造成的危害。含粗纤维较多的食物主要有小米、玉米、麦片、花生、水果、卷心菜、萝卜等。

粗粮至少占到全天主食量的一半以上，只有长期坚持这个量，才能达到吃粗粮的功效。煮粥时在大米中加上一把小米或者切几块红薯进去，做饭时加点黑米做成二米饭，不想做饭就用窝头做主食，都是省时省力的摄入粗粮的好办法。

如果你已经便秘，不妨每天喝一杯益生菌含量高的酸奶，并多选用一些豆类、薯类、菇类食物，这些食物与蔬菜、水果都是膳食纤维的良好来源，可以让你的肠道动起来。

推荐菜品：小玉米饼。

三、五谷杂粮是心脏的“守护神”

近些年来，迫于健康所需，人们渐渐认识到粗粮对人体需求的重要性，老百姓开始知道，生活好了，也不能总吃细粮。

经过精加工的食物，不仅丢失了皮中的营养，而且丧失了胚芽中的营养。要知道胚芽是生命的起点，它的功效可以直接进入人体的心脏系统，对人的心脏有非常好的保健作用。

而且，粗粮中含有大量的纤维素，纤维素本身会对大肠产生机械性刺激，促进肠蠕动，使大便变软畅通，这对于预防肠癌和由于血脂过高而导致的心脑血管疾病是十分有利的。

因此，人们要保护好心脏，平时一定要多吃粗制的食物，特别是心脏不好的人，在选购粮食时，一定要记得多给自己的心脏选点粗制的粮食，尽量买胚芽没有被加工掉的粮食。比如全麦、燕麦、糙米等。这些食物都是心脏的“守护神”。

第七章

吃对五谷杂粮，老年人补五脏、强筋骨、养精神

随着年龄的增长，老年人的免疫力逐渐减退，新陈代谢的速度也会减慢，因此，老年人要特别注意日常饮食，多食用一些具有抗氧化功能的五谷杂粮，如葵花子、核桃等，以起到软化血管、预防阿尔茨海默病的作用。

老年人的营养观念要及时更新

营养作为健康的支柱，已越来越引起人们的重视。饮食和营养是保证老年人精力充沛、身心健康、延年益寿的物质基础。长期以来，一些陈旧的观念使不少老年人产生年纪大了不需讲究营养的想法。但也有些老年人怕身体发胖和胆固醇增高，表现为这不敢吃，那不敢尝，其结果是直接影响老年人的健康。人体器官功能和细胞正常代谢都有赖于必需的营养的供给，营养不足可以引起许多疾病并使人过快衰老，营养过剩也会给老年人带来问题，诸如肥胖、高血压、糖尿病等。

营养不良包括营养不足和营养过剩两种概念，因此老年人摄取营养既不能缺乏也不能过量。老年人要讲究营养是由其特殊的生理状况所决定的。随着年龄的增加，人体各器官的生理功能都会有不同程度的减退，尤其是消化和代谢功能，直接影响人体的营养状况，如牙齿脱落、消化液分泌减少、胃肠道蠕动缓慢，使机体营养成分吸收、利用下降。故老年人必须从膳食中获得足够的营养素，尤其是微量营养素。

老年人胃肠功能减退，应选择易消化的食物，以利于吸收利用。但食物不宜过精，应强调粗细搭配。一方面主食中应有粗细粮搭配，粗粮如燕麦、玉米所含膳食纤维较大米、小麦为多；另一方面食物加工不宜过精，谷类加工过精会使大量膳食纤维丢失，并将谷粒胚乳中含有的维生素和矿物质丢失。

膳食纤维能增加肠蠕动，起到预防老年性便秘的作用。膳食纤维还能改善肠道菌群，使食物容易被消化吸收。近年的研究还说明膳食纤维尤其是可溶性纤维对血糖、血脂代谢都起着改善作用，这些功能对老年人特别有益。随着年龄的增长，非传染性慢性病如心脑血管疾病、糖尿病、癌症等发病率明显增加，膳食纤维还有利于这些疾病的预防。

胚乳中含有的维生素E是抗氧化维生素，在人体抗氧化功能中起着重要的作用。老年人抗氧化能力下降，使患非传染性慢性病的危险增加，故从膳食中摄入足够量的抗氧化营养素十分必要。另外，某些微量元素，如锌、铬对维持正常糖代谢有重要作用。

老年人基础代谢下降，从老年前期开始就容易发生超重或肥胖。肥胖将会增加患非传染性慢性病的危险，故老年人要积极参加适宜的体力活动或运动，如走路、打太极拳等，以改善其各种生理功能。但因老年人血管弹性降低，血流阻力增加，心脑血管功能减退，故活动不宜过量，否则超过心脑血管承受能力，反使功能受损，增加该类疾病的危险。因此老年人应特别重视合理调整进食量和体力活动的平衡关系，把体重维持在适宜范围内。

老年人饮食习惯应遵照“3+3”原则

美国一项最新研究报告显示，零食可帮助65岁以上老年人获得足够的热量。2000名受访者通常每天平均摄入2～5次零食，每次可摄入150千卡热量，而且吃零食并不会影响老年人的食欲。

零食可不是小朋友或年轻人的专利，老年人适当地吃些零食，对热量的补充和营养平衡是很有好处的。

专家建议，老年人每天除了三顿正餐外，还要有三顿加餐，一些小零食作为加餐最合适不过了。

老年人吃零食要吃得科学，65岁以上老人早餐后2～3小时，约上午10时吃一次零食，可以选择维生素含量高的苹果、香蕉、橘子、猕猴桃、西瓜等新鲜水果。

午饭后小憩一会儿，等到下午3点左右来点种子类的零食是个不错的选择，如葵花子、花生、核桃仁、松子等。不过，种子类的零食虽然能够提供丰富的蛋白质、脂肪及多种微量元素，但唯一的缺点就是热量太高，因此不宜吃得过多。瓜子、花生、松子限制在10粒左右，核桃仁两个就足够了。

年轻人保持身材不主张睡前进食，但老年人在睡前稍吃些零食对身体有益，一小杯125毫升的酸奶加2片饼干，不仅能帮助老年人更快入眠，还可以达到补钙、预防胆结石的功效。

人过中年以后的进食方式就应该像“羊吃草”那样，饿了就吃点，每次吃不多，胃肠总保持不饥不饱的状态。每天饮食遵照“3+3”原则，做到三顿正餐和三顿加餐，营养就能均衡了。

专家特别提醒，对于肥胖或有糖尿病的老年人来说，含糖量较高的各种糖类和巧克力，最好还是敬而远之吧。

老年人的“五色餐”

老年人膳食标准：60岁以上的老年人每天应供应热量2000千卡，蛋白质70克，其中主食500克。75岁以上的供应热能为1800千卡，蛋白质65克，其中主食400克。80岁以上的热能为1690千卡，蛋白质60克，主食225克。90岁以上的热能为1200千卡，蛋白质59克，主食200克。

1.每日一袋牛奶。

2. 每日250克左右主食（碳水化合物）。

3. 每日三份，早、午、晚餐各一份蛋白食品，每份有瘦肉、1个大鸡蛋、100克豆腐、100克鱼虾、100克鸡鸭。

4. 四句话。有粗有细，不咸不甜，三四五顿、七八分饱。

5. 每日500克蔬菜和水果（400克新鲜蔬菜，100克水果）。

红：每日饮50～100毫升红葡萄酒。

黄：黄色蔬菜。胡萝卜、红薯、南瓜、玉米、西红柿等富含胡萝卜素。

绿：绿茶及绿色蔬菜。

黑：黑木耳等黑色食品。

白：豆腐、燕麦粉和燕麦片。

主食不宜过于精细

“食不厌精，脍不厌细”是孔子《论语·乡党》中的话，但从营养学的角度分析，这句话是站不住脚的。不仅不能“食不厌精”，还要在平日的三餐当中多食一些粗粮，这是帮助我们预防疾病的有效手段。

随着生活条件的改善，现在饮食的主要特点是主食越来越细了，脂肪和快速消化的碳水化合物含量高，膳食纤维早已被当作渣滓去掉了。这些食物虽然都比较好消化，但是油多了，维生素少了，对人身体有益的膳食纤维也逐渐减少了。在吃精白米、精白面等精细食物的同时，糖尿病、高血脂、高血压等富贵病很可能会追随而来。而且，碳水化合物摄入量过高的话，会影响到葡

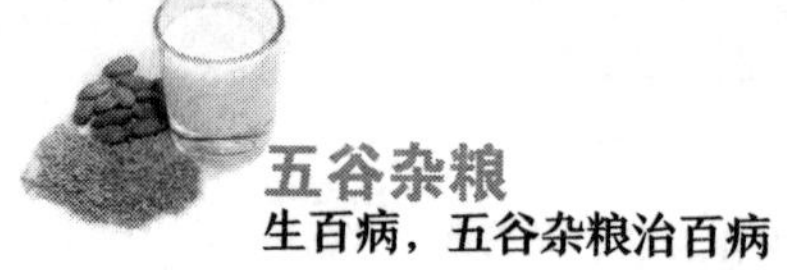

萄糖以及胰岛素的新陈代谢功能，阻止大脑利用糖分，这和2型糖尿病的发病机理非常类似，大量摄入精细主食等碳水化合物，容易增加认知障碍的风险。所以，我们在一日三餐的安排里，不如多换换口味，适当地吃一些粗粮来均衡一下自己的饮食结构。

“粗粮”虽然吃起来有些粗，但是营养方面却一点都不比细粮差。比如，荞麦含有的赖氨酸是小麦的3倍，荞麦粉还含有丰富的B族维生素。无论热量还是营养丰富程度，荞麦都高于小麦。再比如，小米中的胡萝卜素、B族维生素含量很高；红薯里有大量的铁和钙；豌豆、绿豆、红小豆里则有大量的氨基酸以及磷等微量元素。

粗粮中的植物化学物质还是一种抗氧化剂，能对抗衰老，延缓认知功能衰退。同时，粗粮还能有效地帮助我们的身体排出体内的废料，让胃肠道“清洁”起来，它们其中的主要成分是膳食纤维，包括纤维素、半纤维素、果胶等。由于人体的消化道内没有消化膳食纤维的酶，所以对人体来说，是没有直接营养价值的。但是膳食纤维具有刺激胃肠蠕动、吸纳毒素、清洁肠道、预防疾病等多种功能，是其他营养素所无法替代的。如果长期偏食精细食品，不仅容易患上富贵病，还有可能会导致胃纳小、胃动力不足、消化力弱，尤其是对儿童的健康影响更大。所以说，出于健康的考虑，我们要在三餐当中采取粗细搭配，尽可能多地吃一些富含膳食纤维的食品。特别是长期坐办公室者、接触电脑较多者、应酬饭局较多的人更要多吃一些粗粮。

精米面可以和粗粮如玉米、小米、高粱米等搭配进行食用，细粮、粗粮的健康比例为2：1或1：1。这样一来就不用担心营养的不均衡了。像玉米、小米、红米、紫米、高粱、大麦、燕麦、荞麦等都属于粗粮。除了这些谷物，还有豆类，比如黄豆、绿豆、红豆、黑豆、芸豆、蚕豆等；另外，像红薯、土豆、山药，也属于粗粮，都可以适量随意搭配在三餐当中食用。

老年人早餐最好吃发面食物

在我国，面粉是主食之一，其营养也是比较丰富的。面粉富含蛋白质、碳水化合物、维生素和钙、铁、 磷、钾、镁等矿物质，有养心益肾、健脾厚肠、除热止渴的功效。但如果烹调和食用方法不当，就会造成粮食中某些营养素的破坏和损失。同时，各种不同做面食的方法，在保存营养成分方面也有很大出入。发酵后的馒头、面包、花卷、发糕就比大饼、面条等没有发酵的食品营养更丰富，原因就在于所使用的酵母。

研究证明，酵母不仅改变了面团结构，让其变得更松软好吃，还大大增加了营养价值，让人更容易消化。老年人消化系统逐渐减弱，所以最好吃发面。

吃发面还有很多好处，首先发酵的面食一般热量较低，发酵过程中要消耗碳水化合物的能量，是减肥人士的首选健康食品。其次，酵母有助消化的作用，正因如此，馒头、面包比同样体积的米饭热量要低，前者只相当于后者的一半，脂肪和糖类含量比米饭更低，所以人们可能感觉主食吃馒头、发糕会饿得快。

老年人早餐最好吃发面食物，人体经过一夜的睡眠后，清晨起床身体还未被“激活”。而且老年人的肠胃功能相对于年轻人更弱，如果吃油炸的食物或重油厚味的食物，不易被胃肠消化吸收。吃馒头、花卷等食物再配以豆浆或牛奶等，是不错的选择。

一般人皆适合发面食物，身体瘦弱的人、儿童和老年人等消化功能较弱的人很适合吃。此外，处于康复期的患者，或胃肠功能较弱的人也应该多吃些。糖尿病患者最好不要选择发面面食。

燕麦是老年人长寿的好帮手

燕麦片是早餐搭配中很不错的一个选择，不仅口感很好，还对身体有诸多好处。长寿明星宋美龄活到106岁就可能和常食燕麦有一定的关系，宋美龄平时比较常吃的早餐就是西芹搭配低脂色拉酱，再加上两片抹上奶油的全麦面包片。她晚年吃的早餐经常是一杯柠檬水、一碗燕麦粥。从她的两样早餐当中，我们可以注意到，其中包含了平时我们常提到的全麦面包以及燕麦。所以说，宋美龄的长寿很可能和燕麦有关系。

燕麦中的纤维很容易被我们的身体吸收，它们还与心脏健康有关，不但能让你有饱腹感，而且还可以帮助机体延缓衰老。当然，除了早餐之外，也可以用燕麦做午餐，用它做主食，配上喜欢的蔬菜一起吃，既方便又健康。燕麦片可以有效地降低人体中的胆固醇、水溶性纤维以及β-聚葡萄糖，还可以降低血中总胆固醇以及低密度脂蛋白胆固醇的量，从而能够有效帮助我们降低罹患心脑血管疾病的风险，并且还能够增加胆酸的排泄。经常食用燕麦片，就能够对中老年人的主要威胁——心脑血管病起到一定的预防作用，燕麦也可以说是老年人长寿的好帮手。

对于年轻人和上班族来说，燕麦片的营养丰富和食用方便，也成了大家选择它当三餐的原因。在三餐中安排燕麦片再搭配牛奶、水果、蔬菜等食物，是比较健康而又简便的方法。

燕麦适合一般人食用，尤其适合老年人、妇女、儿童、便秘、糖尿病、脂肪肝、高血压、动脉硬化者。但是虚寒病患者、皮肤过敏、肠道敏感者不适宜吃太多的燕麦，以免引起胀气、胃痛、腹泻。

燕麦不能和菠菜一起食用，长期食用的话会影响钙的吸收；燕麦和山药搭配可益寿延年，是糖尿病、高血压、高血脂患者的食疗佳肴。

一日三枣，长生不老

枣，无论是鲜枣、干枣或经过加工的红枣、黑枣、蜜枣等都是人们喜欢的食品。“一日三枣，长生不老”更是在民间广为流传。枣的营养价值极高，特别是维生素C的含量为一切果品之冠。据科学测定，鲜枣每100克可食部分中大约含蛋白质1.2克、脂肪0.2克、糖24克，能产生热量103千卡，此外还含有钙41毫克、磷23毫克、铁0.5毫克，维生素C高达380毫克，以及胡萝卜素、维生素B_2等营养物质。至于干枣，营养价值更高，是年老体弱者的传统滋补品。

中医认为大枣性温味甘，具有健脾胃、补中益气、养血生津的功效，可治疗脾胃虚弱、气血亏虚等病症。近来引起人们注意的是，枣对某些癌症有抑制和防治的效果。

另外，枣是一种缓和滋补食物，经常食用，对身体虚弱、脾

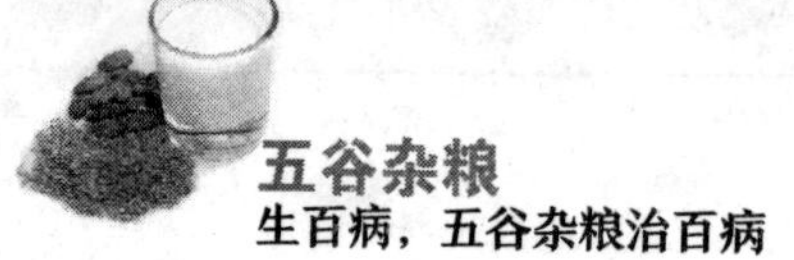

胃不和、消化不良等患者很有好处。

枣含维生素P，有健全人体毛细血管的重要作用，能防治心血管疾病和高血压。

红枣的用法有多种，可煮、可蒸、可生食、可制甜羹、可入各类补膏及汤药。

红枣可以经常食用，但不可过量，否则有损消化功能，还会导致便秘等病症。此外，红枣糖分丰富，不适合糖尿病患者吃，以免增高血糖，使病情恶化。

红枣的健康食疗方

红枣煲花生，对于脚气病患者有辅助治疗作用。

红枣莲藕汤能补血，使肤色红润。

红枣与芹菜一起煎服，有助于降低胆固醇和软化血管。

在红枣里加点花旗参，可健脾胃、清热气。

红枣赤豆粥、红枣糯米粥，自古以来就是年老、虚弱者的疗养保健饮食。

肠胃较易胀气者，则应加些生姜同煮，才不会胀气。

板栗“肾之果”，生吃效果好

板栗又称毛栗、栗子等，性甘糯爽口，营养丰富，素有“干果之王”的美誉。在国外，它还被称为“人参果”。它对人体有着很强的滋补功能，可与人参、黄芪、当归等媲美，故又被称为“肾之果”。

中医认为，栗子能壮腰补肾，活血止血。历代著名中医都认为栗子味甘，性温，无毒，入脾、胃、肾三经，功能为补脾健肾、补肾强筋、活血止血，适用于脾胃虚寒引起的慢性腹泻，肾虚所致的腰膝酸软、腰肢不遂、小便频数以及金疮等症。唐代孙思邈说："栗，肾之果也，肾病宜食之。"《本草纲目》中指出："治肾虚、腰脚无力，以袋盛生栗悬干。每日吃十余颗，次吃猪肾粥助之，久必强健。"因而，肾虚者不妨多吃栗子。

但是板栗的吃法也有讲究。我国民间用板栗补养、治病的方法很多，但多数人都是熟吃，殊不知，生食板栗补肾的效果更好。早在唐代，医药学家孙思邈就在《千金方·食治》中说："（板栗）生食之，治腰脚不遂。"强调了"生吃"这一方法。

唐宋八大家之一的苏辙，有首诗中写道："老去自添腰腿病，山翁服栗旧传方。客来为说晨兴晚，三咽徐妆白玉浆。"这其中所提到的"服栗旧传方"就是指把新鲜的栗子放在口中细细咀嚼，直到满口白浆，然后再一次又一次地慢慢吞咽下去。这也正是食栗补肾的科学方法。

人到中老年，由于阳气渐渐衰退，不仅会出现腰膝酸软、四肢疼痛，还可能出现牙齿松动甚至脱落，这些都是肾气不足的表现，当从补肾入手，及早预防，食用生板栗就是可行的方法之一。每天早晨和晚上，把新鲜的栗子放在口中细细咀嚼，直到满口白浆，然后再慢慢吞咽下去，就能收到不错的补益治病效果。中老年人若养成每日早、晚各吃风干的生板栗5～10枚的习惯，就可能达到有效预防和治疗肾虚、腰酸腿痛的目的。需要说明的是，脾胃不好的人生食不宜超过5枚。

此外，生食板栗有止血的功效，可治吐血、衄血、便血等常见出血症。将生板栗去壳，捣烂如泥，涂于患处可以治跌打损

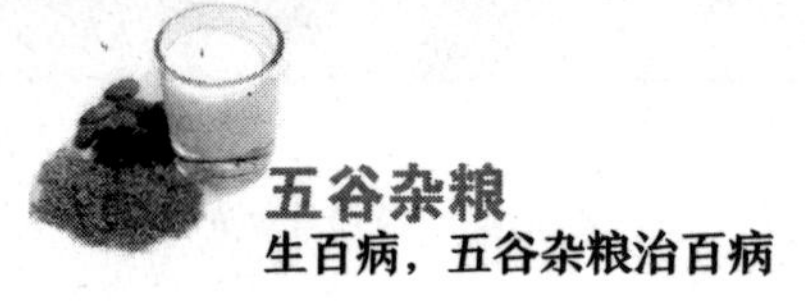

伤、瘀血肿痛等，中医临床证明有一定疗效。

而且，栗子中含有丰富的不饱和脂肪酸和维生素、矿物质，能预防高血压、冠心病、动脉硬化、骨质疏松等疾病，是补肾抗衰老、延年益寿的滋补佳品。栗子含有核黄素，常吃栗子对日久难愈的小儿口舌生疮和成人口腔溃疡有益。栗子是碳水化合物含量较高的干果品种，能供给人体较多的热能，并能帮助脂肪代谢，具有益气健脾、厚补胃肠的作用。栗子含有丰富的维生素C，能够维持牙齿、骨骼等的正常功用，可以延缓人体衰老，是老年人理想的保健果品。

但是，栗子含糖分高，糖尿病患者应当少食或不食；脾胃虚弱、消化不良或患有风湿病的人也不宜食用。

黑豆粥：美味入口，血通筋骨壮

黑豆，又名乌豆，内含丰富的蛋白质、多种矿物质和微量元素。中医认为，其味甘、性平、无毒，有解表清热、养血平肝、补肾壮阴、补虚黑发之功效。李时珍曰：“黑豆入肾功多，故能治水、消胀，下气，治风热而活血解毒。”

高蛋白、低热量：黑豆的蛋白质含量最高达36%～40%，相当于肉类含量的2倍、鸡蛋的3倍、牛奶的12倍。黑豆的18种氨基酸含量丰富，特别是人体必需的8种氨基酸含量，较美国FDA规定的高级蛋白质标准还高。黑豆含有19%的油脂，其中不饱和脂肪酸80%，吸收率高达95%以上，除了能满足人体对脂肪的需求外，还有降低血液中胆固醇的作用。胆固醇是许多老年性疾病的罪魁祸首，而黑豆不含胆固醇，只含一种植物固醇，具有抑制人体吸收胆固醇，降低血液中胆固醇含量的作用。对老年人而言，能软化血管、滋润皮肤、延缓衰老，特别是对高血压、心脏病、动脉硬化等老年性疾病大有益处。

增强活力、精力：根据中医理论，豆乃肾之谷，黑色属水，水走肾，所以黑豆入肾功能多。人的衰老往往从肾机能显现，要想延年益寿，防老抗衰，增强活力、精力，必须首先补肾。在中医学中，黑豆入药，黄豆不入药，凸显黑豆不同于黄豆的特殊祛疾保健的功能。

防止大脑老化：黑豆中约含2%的蛋黄素，能健脑益智，防止大脑因老化而迟钝。日本科学家发现，黑豆中还有一种能提高强化脑细胞功能的物质。黑豆含有丰富的微量元素，每100克黑豆中，含钙370毫克、磷577毫克、铁12毫克，其他如锌、铜、镁、钼、硒、氟等含量都不低，这些元素能满足大脑的需求而延缓脑机体衰老，能降低血液黏稠度，保持身体功能完整。

美容养颜：古代很多重要药典都记载黑豆可驻颜、明目、乌发，使皮肤变白嫩；宋朝文学家苏东坡，曾记述当时京城汴梁宫廷内外，少男少女为了美容而服食黑豆的情景。古代著名的美容药品七宝美髯丹，主要的成分就是黑豆。为什么黑豆有助美容养颜呢？因为黑豆含有丰富的维生素，尤其是维生素E和B族维生素含量甚高，其中维生素E的含量较肉类高5～7倍，维生素E是人类发现的最好的保持青春健美、延长生命的物质。

预防便秘：黑豆中粗纤维的含量达4%，超过黄豆很多，粗纤维素具有良好的通便作用，便秘是中老年人普遍的问题，现代人饮食过于讲求精致，以致粗纤维素摄入过少，加重了肠道负担，容易产生便秘，会引起痔疮肠癌的发生。每天吃点黑豆，增加粗纤维素，就可以有效预防便秘发生。

黑豆羹

原料：黑豆100克，黑米100克，枸杞3～5克，红枣5～10枚。

制法：将黑豆浸泡3小时以上，然后将黑豆、黑米、枸杞、红枣放入锅中，加水适量，用武火煮沸后，改用文火熬至黑豆烂熟，即可取汤饮用。

功效：养血补血，强壮筋骨。

豆腐不能一次食用过多

豆腐营养非常丰富。多吃豆腐能清除血液内的有毒重金属，促进神经、血管的生长。豆腐富含蛋白质，而且价格较低，不含肉类油脂，不容易令人发胖。豆腐含豆固醇，不含胆固醇，能有效预防心血管系统的一些疾病。豆腐还富含钙，能维护老年人的骨骼健康。

有些老年人认为豆腐营养好，加上口感绵柔，就经常食用。其实，豆腐不能一次食用过多。因为豆腐中含有极为丰富的蛋白质，一次食用过多不仅阻碍人体对铁的吸收，而且容易引起蛋白质消化不良，出现腹胀、腹泻等不适症状。

另外，老年人肾脏排泄废物的能力下降，此时如果大量食用豆腐，摄入过多的植物蛋白质，势必会使体内生成的含氮废物增多，加重肾脏的负担，使肾功能进一步衰退，不利于身体健康。同理，肾病患者也不宜多吃豆腐。

豆腐更不能长期过量食用。大豆含有一种叫皂角苷的物质，它能促使人体内的碘过度流失，长期过量食用豆腐很容易引起碘缺乏病。

豆腐的健康食谱

腐乳豆腐肉：豆腐切成菱形块，在沸水中焯一下。锅中的油烧到六成热时，放入葱、姜、蒜爆锅，将肉片煸炒发白，倒入红腐乳汁再煸，再放入豆腐块，加料酒、清汤，汤开后撇去浮沫，用湿淀粉勾芡，加味精，淋入香油，装盘后撒上香菜叶。这道菜营养搭配合理，而且操作简单。

海带炖豆腐：豆腐200克，海带100克，精盐、姜末、葱花、花生油各适量。将海带用温水泡发，洗净后切成菱形片；将豆腐切成大块，放入锅中加水煮沸，捞出晾凉，切成小丁。锅中放入花生油烧热，放入葱花、姜末煸香，再放入豆腐、海带，倒入适量清水烧沸，再改为小火炖烧，加入盐，炖至海带、豆腐入味，出锅装盘即成。此菜滑润鲜香，油而不腻。

炒豆腐松：嫩豆腐1块，去表皮，切成黄豆大小的粒，放入沸水中焯一下。锅中油烧到六成热时，将豆腐粒炸至略黄，用漏勺舀起沥油。锅中留底油，加葱白末煸香，倒入料酒烹香，然后加豆腐粒、火腿粒、猪肉粒、虾米、香菇粒等，最后加入酱油、盐、白糖、味精和温水，炒至汤汁浓稠，淋上明油即可。此菜清香、松软、滑润、鲜美，且滋味多样，非常可口。

第八章

吃对五谷杂粮，女人长不胖、晒不黑、人不老

女人真正的美丽以身体健康、气血充盛为基础。从现在开始，只吃对自己有益的食物，做适度运动、按摩，不消半年，一个脱胎换骨的自然美女就会出现。

饮食影响美丽容颜

你想要使自己的容貌艳丽、模样可人吗？如果答案是肯定的话，那么最好的选择便是合理的饮食，没有什么能够比合理的饮食、合理的营养结构更加重要了。

对于每个人来说，合理的饮食都是非常重要的，因为它能够有效地预防多种疾病，并且无毒副作用。对于任何人来说，合理的饮食不仅能延长人的寿命，而且能够改变人的容颜，对于女人更是如此。很多人不要以为肤色都是天生的，许多后天因素也可以让你的肤色羞于见人，尤其是饮食习惯。不健康的饮食习惯不仅影响健康，更是女性完美肤色的头号大敌。

所以，平时一定要注意合理地调整自己的饮食习惯，适量地补充身体所需的营养，这样，你就会拥有健康而又美丽的容颜。具体的注意事项有以下几点。

一、经常吃粗粮

经常吃粗粮制品有助于保持大便通畅，使体内毒物不会久滞在肠道中。粗粮中含有许多细粮和精加工食品所缺乏的维生素与矿物质，而这些营养素有助于调节肠胃内的环境，易被人体吸收并提高抗病能力和免疫功能。特别是长期坐办公室、接触电脑较多、应酬饭局较多的女性更要多吃粗粮。

二、不要过多地食用精制的碳水化合物

炸薯条会让脸上长痘痘，但根源并不在油，而是土豆。据最新的研究发现，若你的饮食主要是以蛋白质、水果和蔬菜构成，不含或少量含碳水化合物——比如面包、土豆和甜食等，那你的脸上长痘痘的机会就会比别人少。因为，某些过于精致的食物会使体内的胰岛素水平大大提高，并引起一系列的反应，直到最后引起痘疹。

三、不要过量食用盐

食盐过多的人，皮肤很容易变得粗糙发黑，然后，经阳光暴晒后更会显得面色黑黄。食盐过多，除去会使面色黑黄之外，也有可能导致面颊长出雀斑。如果同时摄入动物性脂肪和蛋白质过多，也会影响肝脏正常代谢而使雀斑更显眼。

四、不要过多食用油

过量食用动物油和植物油的人也很容易造成油性黑脸。摄取动物性脂肪和蛋白质过多的人还容易形成红面孔。

健康美容是完全能够吃出来的。其实在很多时候，不少女性朋友都是把自己的眼球放在各种类型的化妆品上面，如果这个时候能改变一下自己的观点，去采用不一样的吃法，为自己的身体多补充一些所需的营养，也是能够让自己变得更加美丽和漂亮的。

上足饮食课，才能塑造出S形身材

“如果我有仙女棒，变大变小变漂亮……”能让自己随意变幻的仙女棒，哪个女孩不想拥有呢？随意狂吃自己最爱的蛋挞、冰激凌、巧克力，然后一挥仙女棒，所有令人长胖的东西都被毁灭了，嘻嘻……会有多开心！

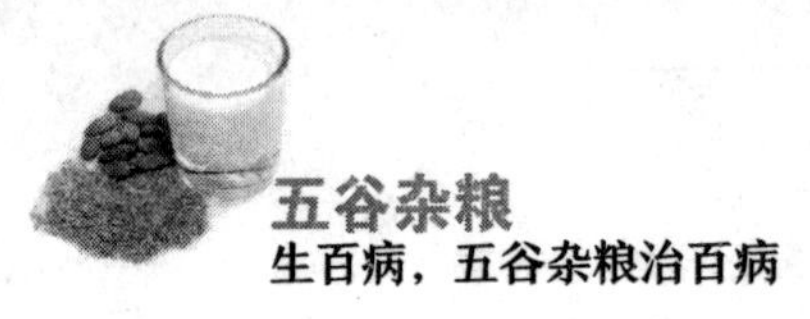

每天早晨，你只用一杯咖啡代替早餐，就匆忙赶去上班。午饭时，你为了节省时间，就到一家快餐店里，狼吞虎咽地吃一顿。由于整天的劳累，晚上回到家，你会补偿性地美餐一顿，然后坐在电视机前，等待一天的结束。这样的生活方式非常常见，但是你可知道，这其中有不少会让人发胖的生活习惯。如果你的生活果真像上面所说的那样，那么发胖也就不足为奇了。

对于一直对自己的身材耿耿于怀的你来说，胖不是因为自己吃得多，致命的原因是错误的饮食习惯。只有改掉那些不良的饮食习惯，你才能“吃”出完美身材！看看你是否也有下面不良的饮食习惯，有则改之，无则加勉。

一、不吃早餐，午餐随便，以晚餐来补偿

不良的饮食习惯和生活方式可能会引起脂肪代谢紊乱、内分泌异常；晚餐摄入大量的高能量食物，过剩的营养转化成脂肪，导致肥胖。可实行一日三餐或四餐制，定时定量，分配合理，做到“早餐吃好，中午吃饱，晚餐吃少”的膳食原则，养成良好的饮食和生活习惯。

二、狼吞虎咽，经常不知不觉中吃下一大堆食物

能量超过身体所需是导致肥胖的主要因素之一。不良的饮食习惯——进食过快，易导致能量过多，造成营养过剩而导致肥胖。营养是肯定需要的，但也不能过量。进食时应细嚼慢咽，控制饮食量，七八分饱即可，这样便可减少进食量。

三、“挑三拣四”，喜欢的就拼命吃，不喜欢的就少吃或干脆不吃

挑食是一种不良的饮食习惯。科学的膳食原则是平衡膳食，应做到荤素多样、粗细搭配、营养丰富、比例均衡的健康饮食。

不能只图所好，不求营养，这样的习惯很容易造成营养过剩或营养不良，导致脂肪堆积或虚胖。

四、经常在睡前吃很多东西

临睡前吃点心、零食容易摄入过多的热量，超出机体的需要，多余的热量就会转化为脂肪而储存于体内。因此，为了你的体态美和健康，睡前还是尽量不要再进食了。

五、累了一天，吃完晚饭就躺在床上

晚上摄入高能量食物后，机体代谢减慢，活动量减少，没有足够的活动来消耗多余的热量，易造成营养过剩。故晚饭后应适当地活动或锻炼，如散步、慢跑等，既能促进食物消化，又能增加热量的消耗，预防肥胖的形成。

六、总是抵抗不了肉食、油炸食品、甜食的诱惑

肉食、甜食和油炸食物都是高热量、高脂肪、高糖分食物，多食或过食都易造成营养过剩，导致肥胖。而蔬果类食物热量低，且富含维生素、矿物质和微量元素等物质，维生素、微量元素能促进脂肪分解代谢，消除脂肪的堆积，有利于预防肥胖的发生，故应少食肉食、甜食和油炸食物，多食蔬菜、水果。

改变这些不良的饮食习惯，便可以在进食的时候轻松不少了，饮食增肥的风险也可以被降到最小，让你吃得开心，吃得放心。

主食吃得少，头发白得快

许多人都为自己日渐增多的白发发愁。专家认为，引起头发

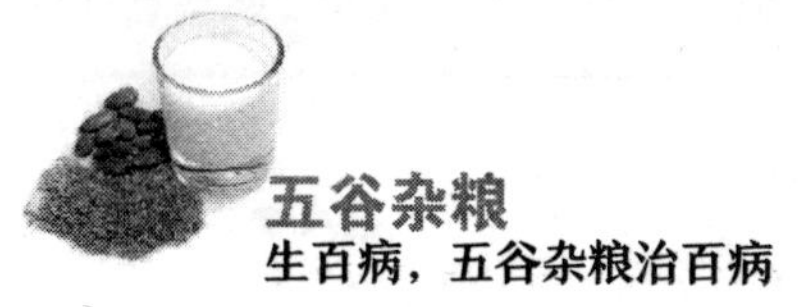

变白的原因有很多，但摄取主食和肉蛋白量少导致的营养不良，是非常重要的因素。

决定头发颜色的因素是头发中色素颗粒的多少，与发根乳头色素细胞的发育生长情况有关。头发由黑变白，一般是毛发的色素细胞功能衰退，当衰退到完全不能产生色素颗粒时，头发就完全变白了。正常人从35岁开始，毛发色素细胞就开始衰退。但是，如果不好好保护的话，黑发有可能会提前变成白发。

古人说，“发为血之余”，意思是说头发的生长与脱落、润泽与枯槁，主要依赖于肾脏精气之充衰，以及肝脏血液的濡养。不吃或少吃米、谷等主食，必然会伤脾胃，而且还会伤及肝肾。人在青壮年时肝的气血充盈，所以头发长得快且有光泽，而到了年老体衰时则精血多虚弱，毛发变白而枯落，其直接原因是脾胃提供的营养不足所造成的。五谷杂粮中富含的淀粉、糖类、蛋白质、各种维生素和某些微量元素（如铜），以及肉食中含有的丰富的蛋白质，这些都是使头发乌黑油亮所必需的营养成分。如果人主食及肉食摄取不足，常会导致头发变灰、变白。

那么，应如何预防头发变白呢？可常吃紫米、黑豆、赤豆、青豆、红菱、黑芝麻、核桃等，也要多吃乌骨鸡、牛羊肉、猪肝、甲鱼、深色肉质的鱼类、海参等肉食。此外，还要常吃胡萝卜、菠菜、紫萝卜头、紫色包心菜、香菇、黑木耳等。总之，深色的食物大都含有色素，对头发色泽的保养有益。

红豆薏米汤，除水肿，升体温

很多朋友在经过一段时间减肥后，明明体重下降了，可是腰、腿却粗壮如前，这种情况就是传说中的“水肿型肥胖”。这时候，我们应该换个角度思考自己的瘦身问题了，其实自己面对的并不是想象中的那么多的脂肪，而是健康的大敌——水肿。

水肿型肥胖主要表现为食欲一般，手脚无力；不喜欢运动；吃完饭浑身发软想躺下；嘴里发黏；尿不通；易坏肚子；早晨起来时眼睛水肿等。四肢沉重、腹部常会有饱胀感，而且手脚肿肿的，尤其是大腿、臀部及腹部。

如果发现自己是水肿型肥胖，就说明体内有过多的水分和湿气，可以喝一些具有升高体温功效的饮品，其中，红豆薏米汤便非常不错。

红豆富含维生素B_1、维生素B_2、蛋白质及多种矿物质，有补血、利尿、消肿、促进心脏活化等功效。另外，其纤维有助排泄体内盐分、脂肪等废物，在消除水肿型肥胖方面具有很不错的效果。

而薏米由于含有多种维生素和矿物质，具有促进新陈代谢和减少胃肠负担的作用，经常食用薏米能够增强肾功能，并有清热利尿的作用，因此对于水肿所引发的肥胖也具有一定疗效。

红豆，在中药里称作“赤小豆”，具有明显的利水、消肿、健脾胃功效。因为它是红色的，红色入心，因此它还能补心。薏米，在中药里称“薏苡仁”，《神农本草经》将其列为上品，认为它可以治湿痹、利肠胃、消水肿、健脾益胃，久服轻身益气。现代人精神压力大、心气虚、饮食不节、运动量少、脾虚湿盛。既要祛湿，又要补心，还要健脾胃，非红豆和薏米莫属。将其熬成粥，意在使其有效成分充分为人体吸收，同时也不给脾胃造成任何负担。

关于红豆和薏米的“消肿”作用，也很有意思。你千万不要以为肿就是水肿。看看现在的人，十个里面起码有五六个身体发福，这也是肿，叫作体态臃肿。在中医看来，肥胖也好，水肿也好，都意味着体内有湿。水液不能随气血流动，滞留在人体细胞之间，使人体迅速膨胀起来。水肿如此，肥胖也是如此，只不过是程度有深有浅而已。祛湿性极强的药物或食物能祛除这些滞留在人体内的水液，也就能消肿。所以，治疗水肿必用红豆，而实践证明，薏米红豆汤具有良好的减肥功效，并且既能减肥，又不伤身体。

不过要注意，在制作薏米红豆汤的时候千万不能加大米进去！因为大米长在水里，含有湿气，湿性黏稠，所以，加入大米就变稠了。红豆和薏米都是祛湿利水的，本身不含湿，所以它们怎么熬都不稠，汤很清。中医恰恰是利用了这种清的性质来把人体的湿除掉。一旦加进大米，就等于加进了湿气，所以整个粥就变稠了。味道虽然更好，但对于养生来说并非好事。就因为一把大米，所有的红豆、薏米就都白费了，功效全无。

每天一杯豆浆，补充天然激素

经常饮用豆浆能起到很好的保健作用。豆浆和牛奶相比，牛奶里含的是乳糖，对乳糖吸收量最大的是白种人，亚洲黄种人中有很多人不耐受乳糖。中国人是黄种人，对豆浆中的果糖

100%吸收!

当女人到了一定年龄（一般是49岁左右），子宫不再需要为怀孕做准备，这时雌激素和黄体酮的数量就会开始下降，从此患病的风险（如骨质疏松症、乳腺癌或心脏病）开始增加，一系列虚弱症状也会出现，如潮热、疲劳、头痛、易怒、失眠、抑郁、月经不规律、性欲下降等。

多项研究结果证明，大豆中大量存在一种类似雌激素的植物提取物——异黄酮，它们可以使潮热的发生率和严重程度减半，植物雌激素还可以预防癌症，而我们的传统饮食中就含有丰富的植物雌激素（如中国独有美食——豆腐），这可能就是为什么很久以前，中国几乎没有人患乳腺癌、前列腺癌的原因。

因此，专家们建议更年期妇女在日常饮食中应摄入“雌激素”（含异黄酮和硼等食物）来缓解不适。据统计，每天摄入30~50毫克从植物中得来的异黄酮（如豆腐和豆奶），加上富含硼的食物，如苹果、甜豆荚和葡萄，就可以防止雌激素水平降低。

同时，豆浆中含有丰富的镁、钙等微量元素，它们可以降低血脂，改善脑血流，防止脑梗死、脑出血的发生。豆浆中还含有一种叫卵磷脂的物质，它可以减缓、减少脑细胞死亡，有助于提高脑功能。

大多数流行病学的研究还证实了食用大豆及豆腐等豆制品可以减少乳腺癌的发生率，这对男性也同样有效。1998年，美国一项包括1.2万名男性的研究表明，经常喝豆浆（一天超过一次）可以降低70%的前列腺癌风险。

豆浆能防病，但一些患者要谨慎喝豆浆：痛风病患者最好少喝豆浆。痛风是由嘌呤代谢障碍所导致的疾病，而豆浆中嘌呤含

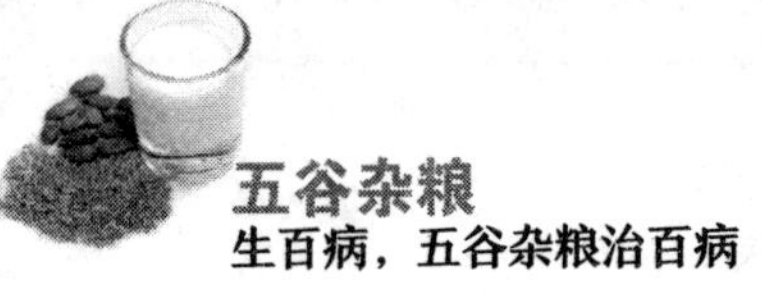

量很高，可能会影响病情；消化不良、嗝气和肠胃功能不好的人要少喝豆浆，因为豆浆会刺激胃酸分泌过多加重病情，而且它在酶的作用下能产气，容易引起胃肠胀气，让患者更加不适；手术后不要饮用豆浆，因为患者身体抵抗力很弱，并且肠胃功能在恢复期，喝豆浆容易恶心、腹泻。

米饭是豆类食品的最佳搭档，喝豆浆的时候，吃点米类食物，这种饮食组合能达到氨基酸的最佳互补平衡——大豆中所缺少的氨基酸由大米来补充，而大米中欠缺的氨基酸大豆可以补充。

因此，豆子+米饭=氨基酸的最佳平衡。

喝不完的豆浆最好放在冰箱里保存，不要将豆浆放在保温瓶保存。因为保温瓶内部环境温湿容易滋生细菌，而且豆浆里的皂毒素会溶解瓶内的水垢，豆浆很容易被污染，喝了这样的豆浆会危害人体健康。

经常喝豆浆的人要特别注意，豆浆中含有抑制剂、皂角素和外源凝集素，长期食用会影响锌的摄入，所以常喝豆浆的人要补充一些锌。

喝对豆浆要注意

糖会破坏豆浆的营养成分，因此，喝豆浆时最好不要加糖。

豆浆不要和鸡蛋一起吃。人要消化鸡蛋需要胰蛋白酶的帮忙，豆浆中含有胰蛋白酶抑制剂，会抑制和降低肠道中的胰蛋白酶活性，影响鸡蛋的消化和吸收，降低其营养价值。

无论豆浆和什么食物搭配，豆浆都一定要煮熟煮透，否则会影响蛋白质的消化吸收，有时候没有煮熟的豆浆还会引起中毒，出现恶心、呕吐、腹痛、腹胀和腹泻等胃肠症状。

喝豆浆最好不要空腹喝。豆浆的碳水化合物含量较低，不能为人体补充足够的热量。人体热量不足，豆浆中的蛋白质会转为热量消耗掉，起不到补益的作用。因此，喝豆浆的时候最好能与馒头、包子、面包一起吃。

经期多食米面可调节情绪

女性朋友中的大部分都会在月经来潮前一周左右，出现一定程度上的情绪反常，这种反常在医学上被称为“经前期综合征”。根据美国最近的一项调查研究发现，如果在月经前多摄入一些热量，并且保证这些热量是来自薯类、谷类以及全麦类等含有丰富碳水化合物的食物的话，便能够明显减轻抑郁的症状。

美国医学专家钱德拉指出，差不多有75%的女性都是“经前期综合征”的患者，症状包括明显的心情抑郁、焦虑、紧张、情感脆弱、易被激怒、乏力、贪食和胸痛、头痛等。出现这些问题最直接的原因，是体内有一种叫血清素的物质浓度降低了。血清素是一种负责神经传导的脑部化学物质，它会把大脑内各种各样的讯息传达到神经细胞。一旦它在体内浓度不够的话，人就会变得焦虑或者是忧愁起来。

经过研究发现，碳水化合物之所以可以起到镇静和安慰神经的作用，是因为它能够将血清素的水平提高。一般来说，人体内摄入50克左右的碳水化合物便能够见到这种效果。薯类和谷类以及全麦类食品，比如说用大米、面粉和小米做成的各种主食，还有红薯和土豆等食物当中，都含有非常丰富的碳水化合物，因此

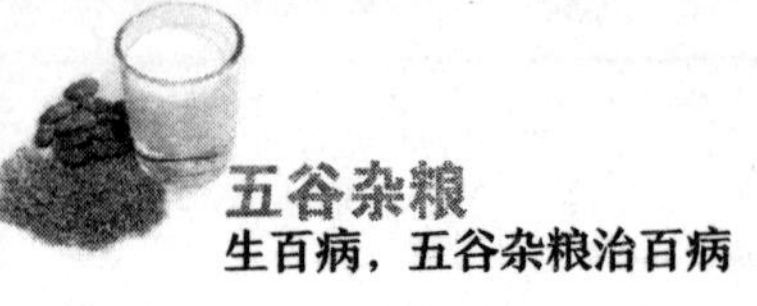

这些食物成为非常典型的抗抑郁食物。除此之外，碳水化合物当中所含有的葡萄糖还是大脑在工作时的重要能量来源，多食用这些食物可以减少经期仍要坚持工作的女性的疲惫感。经期的女性每天所摄入的碳水化合物应该占摄入总能量的55%~65%，这样才是一个比较合适的比例。碳水化合物摄入不足的话，便会影响到其他营养素的吸收，进而降低身体的免疫能力。

通过多补充碳水化合物的方式能够缓解妇女经期不良情绪，调节妇女体质，和顺气血，从而有利于提高女性的性趣。

好喝的五谷杂粮蔬果汁

南瓜牛奶果菜汁，抵御肌肤老化

南瓜能疏通人体的“排毒管道”，包括消化道、泌尿道、汗腺等，使体内之“毒”随同粪便、尿液、汗液等排出体外；圣女果中的果胶成分能增加皮肤的弹性，把它当成零食来吃，既能美容还能保护眼睛。此款果汁能够帮助肠胃蠕动，抵抗肌肤老化。

原料：南瓜2片（2厘米厚），圣女果10粒，牛奶200毫升。

制法：

将南瓜去皮，切成块状；将圣女果洗净；将切好的南瓜、圣女果和牛奶一起放入榨汁机榨汁。

【贴心提示】

当我们人体缺乏维生素A时，看电脑时间长了眼睛会出现干涩等症状。而圣女果中维生素A的含量在果蔬中名列前茅。

黑芝麻芦笋豆浆汁，防治少白发和脱发

黑芝麻含有的脂肪大多为不饱和脂肪酸，有延年益寿、乌发养颜的作用；绿芦笋的氨基酸总量比其他蔬菜的平均值高27%，加速人体的代谢功能。此款果汁能够预防脱发、掉发。

原料：芦笋1根，菠萝2片，豆浆200毫升，黑芝麻适量。

制法：

将芦笋去皮，切成块状；将菠萝洗净，切成块状；将准备好的芦笋、菠萝、豆浆和黑芝麻一起放入榨汁机榨汁。

【贴心提示】

中医认为，黑芝麻，白发令黑，九蒸晒，枣肉丸服。是说把黑芝麻，蒸过之后晒过，反复九次，再连同黑枣肉混合成药丸状服用，可令白发变黑。

山药菠萝枸杞汁，强身降脂，排毒瘦身

山药、菠萝、枸杞和蜂蜜制成的果汁具有提高免疫力、降低胆固醇、利尿的作用，不仅可以排毒减肥，还能够有效地降低高血脂。此款果汁适于减肥瘦身者。

原料：山药8厘米长，菠萝2片（1厘米厚），枸杞6粒，饮用水200毫升，蜂蜜适量。

制法：

将山药去皮，洗净，切成块状；将菠萝洗净，切成丁；将切好的山药、菠萝和枸杞、饮用水一起放入榨汁机榨汁；在榨好的果汁内加入适量蜂蜜搅拌均匀即可。

【贴心提示】

山药富含胡萝卜素、维生素B_1、维生素B_2和维生素C、淀粉酶

以及黏多糖等营养物质。黏多糖与无机盐结合，可增强骨质，对心血管大有裨益，高血压患者常吃山药可预防血管的早期硬化。

土豆莲藕汁，清除体内毒素

土豆是富含膳食纤维的食物中比较少见的同时含有大量维生素、矿物质的食物，每148克土豆产生的热量仅为100卡路里，真正的淀粉含量不到2%，而且不含脂肪，能有效控制人们日常饮食中脂肪总量的摄入。此款果汁能够排出体内毒素。

原料：土豆半个，莲藕3片，柠檬2片，饮用水200毫升。

制法：

将土豆、莲藕洗净去皮，切成块状，煮熟；将柠檬洗净，切成块状；将切好的土豆、莲藕、柠檬和饮用水一起放入榨汁机榨汁。

【贴心提示】

土豆削皮时，只应该削掉薄薄的一层，因为土豆皮下面的汁液有丰富的蛋白质。去了皮的土豆如不马上烧煮，应浸在凉水里，以免发黑，但不能浸泡太久，以免使其中的营养成分流失；存放久的土豆表面往往有蓝青色的斑点，配菜时不美观。如在煮土豆的水里放些醋（每千克土豆放一汤匙），斑点就会消失。

好喝的五谷杂粮豆浆

薏米西芹豆浆，美白淡斑

我国医书古籍中记载，薏米是极佳的美容食材，具有治疣平痘、美白淡斑、润肤除皱等美容养颜功效；而西芹营养丰富，含铁量较高，食之可使目光有神，头发黑亮。用薏米、西芹搭配黄豆制成的这款豆浆能够润白肌肤，淡化斑点。

原料：黄豆50克，薏米20克，西芹30克，清水、白糖或冰糖适量。

制法：

1.将黄豆清洗干净后，在清水中浸泡6～8小时，泡至发软备用；薏米淘洗干净，用清水浸泡2小时；西芹洗净，切段。

2.将浸泡好的黄豆、薏米和西芹一起放入豆浆机的杯体中，添加清水至上下水位线之间，启动机器，煮至豆浆机提示西芹薏米豆浆做好。

3.将打出的西芹薏米豆浆过滤后，按个人口味趁热添加适量白糖或冰糖调味，不宜吃糖的患者，可用蜂蜜代替。不喜甜者也可不加糖。

【贴心提示】

脾胃虚寒者、肠滑不固者、血压偏低者、婚育期男士不宜多食西芹薏米豆浆。

杏仁芝麻糯米豆浆，延缓衰老

芝麻被称为抗衰防老的“仙家食品”，常吃能清除细胞内衰老物质“自由基”，延缓细胞的衰老，保持机体的青春活力；杏仁含有丰富的维生素E，可以降低很多慢性病的发病危险，还能增强机体免疫力；糯米可以温补人的脾胃，人的脾胃功能强，消化功能正常，才能更好地吸收食物中的营养物质，为延缓衰老做

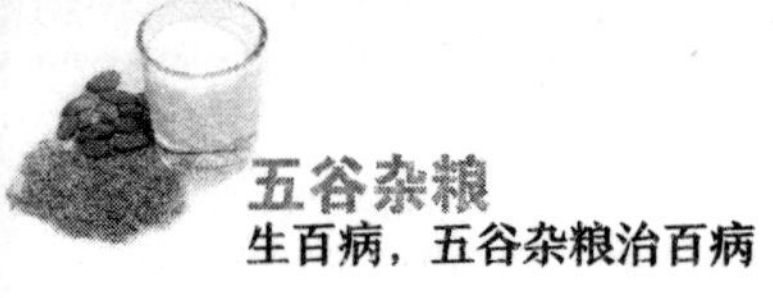

好准备。糯米搭配芝麻和杏仁豆浆，能够减缓衰老，预防多种慢性病。

原料：糯米20克，熟芝麻10克，杏仁10克，黄豆50克，清水、白糖或蜂蜜适量。

制法：

1. 将黄豆清洗干净后，在清水中浸泡6～8小时，泡至发软备用；糯米清洗干净，并在清水中浸泡2小时；芝麻和杏仁分别碾碎。

2. 将浸泡好的黄豆、糯米、芝麻、杏仁一起放入豆浆机的杯体中，添加清水至上下水位线之间，启动机器，煮至豆浆机提示杏仁芝麻糯米豆浆做好。

3. 将打出的杏仁芝麻糯米豆浆过滤后，按个人口味趁热添加适量白糖，或等豆浆稍凉后加入蜂蜜即可饮用。

【贴心提示】

家里面没有芝麻或者杏仁的，也可以用芝麻粉和杏仁粉代替；产妇、幼儿、患者，特别是糖尿病患者不宜食用糯米芝麻杏仁豆浆。

核桃小麦红枣豆浆，提高免疫力

小麦仁中富含膳食纤维，可帮助人体排便，降低心血管、呼吸道等疾病的死亡危险；核桃富含维生素E，具有增强免疫力和抗炎的功效；红枣有“天然维生素丸”的美誉，能保证人体营养的补充，经常食用延年益寿。红枣、核桃、小麦加上补益气血的黄豆组成的豆浆，能够增强身体的免疫力，延缓衰老。

原料：小麦仁30克，核桃仁2个，红枣5枚，黄豆40克，清水、白糖或冰糖各适量。

制法：

1. 将黄豆清洗干净后，在清水中浸泡6～8小时，泡至发软；小麦仁清洗干净，在清水中浸泡2小时；红枣洗净，去核，切碎。核桃仁碾碎。

2. 将浸泡好的黄豆和小麦仁、核桃仁、红枣一起放入豆浆机的杯体中，并加水至上下水位线之间，启动机器，煮至豆浆机提示核桃小麦红枣豆浆做好。

3. 将打出的核桃小麦红枣豆浆过滤后，按个人口味趁热往豆浆中添加适量白糖或冰糖调味，不宜吃糖的患者可用蜂蜜代替。不喜甜者也可不加糖。

【贴心提示】

取核桃仁时，有个简便的方法。可以将核桃放入蒸锅中大火蒸上5分钟，然后迅速取出过凉水，这样不但容易取出完整的核桃仁，而且还会令核桃仁表皮的那层褐色薄皮没有涩味，变得更香。

花生红枣豆浆，养血、补血可助孕

红枣和花生都是药食同源的食物，能生血补血。现代女性大多因生活、工作压力而致情志不畅，使得气滞血瘀、月经不调，最终降低了受孕的概率，多吃花生和红枣是比较合适的。这款利用红枣、花生和豆浆制成的豆浆，既能养血、补血，又能止血，最宜用于身体虚弱的出血患者，那些体质比较消瘦、怕冷的人也很适用。

原料：黄豆60克，红枣15克，花生15克，清水、白糖或冰糖适量。

制法：

1. 将黄豆清洗干净后，在清水中浸泡6～8小时，泡至发软备用；红枣洗干净，去核；花生洗净。

2. 将浸泡好的黄豆和红枣、花生一起放入豆浆机的杯体中，添加清水至上下水位线之间，启动机器，煮至豆浆机提示花生红枣豆浆做好。

3. 将打出的花生红枣豆浆过滤后，按个人口味趁热添加适量白糖或冰糖调味，不宜吃糖的患者可用蜂蜜代替。不喜甜者也可不加糖。

【贴心提示】

肠胃虚弱的人在饮用这款豆浆时，不宜同时吃黄瓜和螃蟹，否则会造成腹泻。

第九章

吃对五谷杂粮，孩子吃饭香、长得高、体质好

饮食习惯对人的影响很大，不良的饮食习惯可能会加重脑部代谢机能障碍，而良好的饮食习惯不但对心脏有益，对大脑也有好处。孩子处于体力、智力、精力快速成长的时期，需要从五谷杂粮中摄取丰富的营养作为补充。

全麦面包是早餐中的“健康明星”

很多妈妈为孩子的早餐提供面包，市面上的面包五花八门，哪一种最健康呢?

欧洲人把面包当主食，偏爱充满咬劲的“硬面包”，亚洲人则偏爱口感松软的面包。专家表示，从热量上来说，脆皮面包热量最低，因为这类面包不甜，含糖、盐和油脂都很少，法式面包和俄式“大列巴”就属于这一类。而“吐司面包”、“奶油面包”和大部分花色点心面包都属于软质面包，含糖约15%，油脂约10%，含热量较高。

含热量最高的是丹麦面包，它又称起酥起层面包，如同萝卜酥一样，外皮是酥状的。一般要加入20%~30%的黄油或“起酥油”，才能形成特殊的层状结构，常见的如牛角面包、葡萄干包、巧克力酥包等。因为含饱和脂肪和热量实在太多，每周最好别超过一个。

全麦面包才是孩子早餐中的“健康明星”。专家提醒，有些面包看起来发褐色，不是很软，肉眼甚至能看到麦麸的小粒，其实本质上仍然是白面包。有的商家会用精白粉做面包，只是外面装扮一下而已。比如加入少量焦糖色素染成褐色，只添加10%~20%的全麦面粉，或者在面包皮上加燕麦片。这时，注意看一下配料表就能识破商家的小伎俩，如果排在第一位的是面包粉，第二、三位才是全麦粉，那肯定不是真正的全麦面包。

补钙补血，豆类食物营养多

豆类可分为大豆和其他豆类，其所含营养成分不同。大豆还分为黄豆、青豆、黑豆、褐豆和双色豆五种。其蛋白质的含量较高，脂肪中等，碳水化合物相对较少。其他豆类包括蚕豆、豌豆、绿豆和赤豆等多种。其碳水化合物的含量较高，蛋白质中等，脂肪较少。豆制品的种类繁多，有豆腐、豆浆、千张、腐竹和豆芽菜等。

豆类含有丰富的无机盐类钙、磷、铁。无机盐也叫矿物质，这些物质在身体内的含量虽然不多，却是构成肌肉、骨骼、血液等的主要成分。人体如果缺钙，就会产生很多病症，尤其是幼儿、孕妇不可缺钙。幼儿缺钙会使发育迟缓，以致形成佝偻病；孕妇缺钙，容易得骨质软化症、抽筋和胎儿发育不良，出现畸形。铁是构成红细胞的主要成分，缺铁人就会发生贫血和并发其他疾病。此外，豆类还含有脂肪、碳水化合物等营养成分。

豆类中的蛋白质含量以大豆为最高，一般为40%左右，其中黑大豆可达50%以上。1000克黄豆的蛋白质含量相当于2倍重量的瘦猪肉、2.5倍重量的鸡蛋或6倍重量的牛奶。其他豆类的蛋白质含量大约有三成，也比谷类要高。脂肪含量也很高，其中黄豆和黑豆最高，因此常作为食物油脂的原料。绿豆、赤豆、豌豆中碳水化合物的含量很高，可达50%以上，大豆含量为25%以上。豆类蛋白质不仅含量高，而且质量好。豆类蛋白质的氨基酸组成，接近人体的成分，其组成比例类似动物蛋白质，易被人体吸收利用。

豆类经过加工制成各种豆制品，或者经过不同烹调方法，对

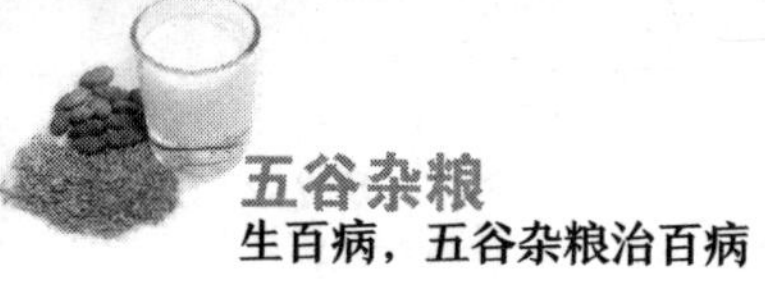

大豆的蛋白质的消化率有显著影响。整粒熟大豆的蛋白质消化率仅67%，但加工成豆浆后就可以增加到80%以上，而加工成豆腐更是高达95%左右。同时，在加工成豆腐时由于使用盐卤，还增加了钙、镁等无机盐的含量。豆类几乎不含维生素，但经过发芽后，其维生素含量就会明显增加。

课间零食来点大杏仁

对于学生族来说，抓把大杏仁当零食吃是很好的选择。大杏仁属于坚果类的食品，具有“坚果之王”的美称。大杏仁中含有大量的维生素E，是维生素E含量最高的坚果，如果每天吃23颗大杏仁，就可以满足人体所需维生素E的一半。

平时学习紧张，一日三餐无法保证的学生族，不妨随身带一点大杏仁。每天吃一把大杏仁，随时补充蛋白质、各种矿物质等营养元素。大杏仁中的蛋白质能够有效提高肌体健康。大杏仁还有抗氧化的作用，能够降低氧化作用对细胞产生的影响。一把大杏仁中约含有160卡路里的热量，同时还是维生素和矿物质的良好来源。常食大杏仁还有助于平复少年悸动的心情。

此外，对女孩来说，大杏仁不仅对皮肤有保健作用，还是想要减肥又想要吃零食的女孩的最佳选择，大杏仁是甜点、油炸薯片等零食的最佳替代品。研究表明，大杏仁是一种容易令人产生饱腹感的食品。每天食用大杏仁，不会经常感到饥饿，在吃饭的时候自然会减少食物的摄入，从而也就减少了热量的摄入，有效的保持了体重。

当感到饥饿或是想吃零食的时候，可以吃两三颗大杏仁，细嚼慢咽，再喝点水，很快就会有吃饱的感觉了。这是因为大杏仁中含有大量的膳食纤维，在所有的坚果中膳食纤维含量最高。膳食纤维可以降低人体对摄入的食物中脂肪的吸收，有助于清除肠道中的垃圾。

大杏仁的营养非常丰富，其中含有的脂肪约70%都是不饱和脂肪，不会让脂肪在人体内堆积，同时还能够降低体内胆固醇的含量。

大杏仁还有一定的补肺作用。秋冬季节，因为天气寒冷咳嗽的人也会多起来，这时候不妨喝一杯杏仁豆浆，以润肺止咳。

忙碌的早餐，还可以把大杏仁做成早餐。只需要把6颗大杏仁和适量麦片，与苹果汁、胡萝卜汁、芹菜汁等果蔬汁混合在一起，就可以制成美味可口的杏仁麦片粥了。另外，其还含有大量的营养成分，如优质蛋白、维生素、钙、磷、镁、钾等微量元素。

蚕豆不妨带皮吃

蚕豆又称罗汉豆，无论是鲜蚕豆还是老蚕豆，都历来为人们所钟爱，因为它既能做菜又能当作零食。对孩子来说，蚕豆作为零食是一种不错的选择。

然而，在吃蚕豆时，不同的人都会有不同的习惯。有些人喜欢带皮吃，因为带皮吃方便，又加上蚕豆的皮不像瓜子皮、花生皮那样难以下咽，连皮一起吃不至于影响蚕豆的口感和口味；有些人却喜欢去皮吃，因为这样吃起来口感更为细腻，香味更

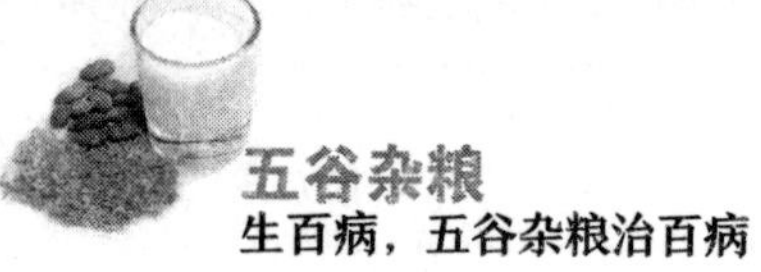

为浓烈。

其实，蚕豆皮中含有丰富的营养物质和膳食纤维。因此，蚕豆带皮吃会让我们摄入更少的能量，并带来丰富的膳食纤维以及维生素B_2、钾、镁、铁、锌等营养物质。所以，蚕豆带皮吃是既方便又营养的吃法。

首先，蚕豆中含有调节大脑和神经组织的重要成分，比如钙、锌、锰、磷脂等，并含有丰富的胆石碱，具有健脑作用，能增强孩子的记忆力。其次，蚕豆中还含有丰富的钙，有利于骨骼对钙的吸收，可以促进人体骨骼的生长发育。蚕豆中还含有丰富的蛋白质，且不含胆固醇，可以提高食品营养价值，预防心血管疾病。

此外，蚕豆中的维生素C可以延缓动脉硬化，蚕豆皮中的膳食纤维有降低胆固醇、促进肠蠕动的作用。现代人还认为蚕豆也是抗癌食品之一，对预防肠癌有作用。

我们民间很多地方都流传着“立夏之日尝三鲜”的习惯，而嫩蚕豆就是三鲜之一。虽然这只是一种习俗，但仍然有着一定的科学根据。因此，到了夏天，不妨趁机多吃些。

嫩蚕豆中含有丰富的蛋白质，在各种蔬菜中仅次于大豆。蚕豆是低热量食物，对高血压、高血脂和心血管疾病患者来说，都是绿色保健食物。嫩蚕豆可以益气健脾，利湿消肿。每100克嫩蚕豆中含有9克蛋白质、19克碳水化合物，还含有丰富的膳食纤维、钙、磷、钾、B族维生素、胡萝卜素等多种有益健康的营养物质。值得提醒的是，嫩蚕豆是一种时令性很强的蔬菜，应趁早食用。

如果豆子顶端像指甲一样的月牙形呈浅绿色，则意味着蚕豆很嫩，为了不使营养物质白白流失，最好是带皮吃。但如果豆子顶端已经变黑，则意味着豆子已经老了，其中维生素C的含量也会略有下降。

由于蚕豆鲜嫩程度的差异，吃法也是各有所异的。比如嫩蚕豆可以煮熟或者用少量油煸炒，这样做出来的蚕豆味道鲜嫩可口。老蚕豆可以做成豆瓣酥或者与鸡蛋等一起煮成汤，这样入口润滑、细腻。在南方一些地区，还有用蚕豆和大米一同煮饭、熬粥的做法，这样不仅能增加饭里的蛋白质含量，还能减少其他营养物质的损失。

虽然蚕豆浑身是宝，但也有值得注意的地方，例如蚕豆不可生吃，多吃会胀肚、伤脾胃；容易过敏的人不能吃，以免出现不同程度的过敏症状，即“蚕豆病”。

眼睛疲劳吃甘薯

如今，戴眼镜的孩子越来越多了。如果你的孩子眼睛容易疲劳，如果晚上睡觉合眼时眼睛酸涩胀痛，早上起床睁不开眼，甚至视力衰退，这说明日常用眼过度，需要好好保养眼睛了。“眼睛是内脏的镜子”，眼睛出现故障是内脏，特别是肝脏、肾脏衰退和老化的信号。因而，要提高眼睛的机能，先决条件是使内脏机能得到恢复。

试验证明，增强肝脏和肾脏的机能可以有效地保护眼睛。除了注意防止过度疲劳和过度用眼之外，还可以通过摄取有益的食物加以解决。其实，常吃甘薯对于增强肝肾功能有益。根据营养分析，甘薯含有丰富的食物纤维、多种维生素和矿物质。最近食品专家研发出的一种紫色的甘薯，其含有大量能保持眼睛健康和提高视力的色素花青素苷，用眼过度的人宜多吃。甘薯有补中益气的作用，能提高消化器官的机能，滋补肝肾，对机体的衰弱也有恢复效果。甘薯也可以有效地治疗肝炎和黄疸。

甘薯的食用方法是多样的，可直接将其烧煮吃，或制作成甜点吃。甘薯粉溶解于牛奶或豆奶中饮服，是孩子理想的护眼保健食品。

脾胃虚弱，吃点小米补一补

中医认为小米有和胃温中的作用，小米味甘、咸，有清热解渴、健胃除湿、和胃安眠等功效，内热者及脾胃虚弱者更适合食用它。有的孩子胃口不好，吃了小米后既能开胃又能养胃，具有健胃消食，防止反胃、呕吐的功效。

在所有健胃食品中，小米是最绿色也最没有副作用的，它营养价值高，每100克小米含蛋白质9.7克，比大米高，脂肪1.7克，碳水化合物76.1克，都不低于稻、麦。一般粮食中不含有的胡萝卜素，小米每100克含量达0.12毫克，维生素B_1的含量更是位居所有粮食之首。由于小米不需精制，它保存了许多的维生素和无机盐。除了丰富的铁质外，小米也含有蛋白质、B族维生素、钙、钾、纤维等。因为小米性质是碱性的，所以烹煮时，不需要加太多的盐或干脆不用盐煮。

而且，小米非常易被人体消化吸收，故被营养专家称为“保健米”。我国北方许多妇女在生育后，用小米加红糖来调养身体。小米熬粥营养价值丰富，有“代参汤”之美称。小米之所以受到产妇的青睐，皆因同等重量的小米中含铁量比大米高一倍，其含铁量高，所以对于产妇产后滋阴养血大有功效，可以使产妇虚寒的体质得到调养。

小米粥是健康食品，可单独煮熬，亦可添加大枣、红豆、红薯、莲子、百合等，熬成风味各异的营养粥。对脾胃虚弱，或者在夏季经常腹泻的人来说，小米有很好的补益作用。与山药熬粥，可强健脾胃；加莲子同熬，可温中止泻；食欲不振的，可将小米加糯米与猪肚同煮而食，方法是将小米和糯米浸泡半小时后，装到猪肚内，炖熟后吃肉喝汤，内装的小米和糯米取出晾干，分次食用。小米磨成粉，可制糕点，美味可口。但注意淘米时不要用手搓，忌长时间浸泡或用热水淘米，容易导致小米中的营养素流失。

美中不足的是，小米的蛋白质营养价值没有大米高，因此不能完全以小米为主食，应合理搭配，避免缺乏其他营养。

最受孩子欢迎的粗粮食谱

在这里我们为妈妈们介绍几种常见的杂粮烹饪法，这几种食物无论是选材还是制作都非常方便，希望你的孩子能喜欢。

五豆窝头

原料：豆渣100克，玉米面40克。

制法：将豆渣放入盆中，加玉米面搅拌至均匀，捏成窝头状（朋友们可以根据自己的口味，中间夹上枣泥或红豆沙、绿豆沙），上蒸锅蒸20分钟左右。

奶香玉米饼

原料：2只鸡蛋黄，100克面粉，2根新鲜玉米，40克软的奶油，适量的水、盐或糖（根据个人口味）。

制法：将所有材料混在一起，拌匀成糊状。用平底锅煎或烤箱烤，将糊倒在烤盘里，上面放上牛油粒，味道浓香。

肉味薯蛋

原料：土豆1个，肉250克（根据个人口味可准备猪肉、牛肉、鸡肉等），鸡蛋1个，适量的洋葱和干面包碎屑。

制法：先将肉剁碎，加入调味料拌匀，等锅里油烧热后放入洋葱、肉馅炒熟成馅料。然后将土豆清洗干净，连皮放入水中煮熟，煮熟后去皮，用刀将土豆压成泥，接着加调味料搓匀变成皮状。最后取适量皮搓圆，压扁，包入适量馅，然后捏成蛋状，裹上蛋汁和干面包屑，入热油中炸，至金黄色出锅，可以蘸番茄汁或辣椒酱食用。

腊八粥

原料：白米、薏米、黑米、莲子、桂圆、绿豆、花生各适量，白果、百合依据个人口味添加。

制法：将所有原料一起熬煮成粥即可。喜欢吃甜的还可以用蜜饯调味。

黑米红枣粥

原料：黑米，红枣。

制法：将红枣提前泡20分钟，与黑米淘洗干净后一起入锅，加入适量清水，先以旺火煮沸，再转小火熬煮成粥，出锅后根据个人口味加入白糖或蜂蜜调味即可。

米粒绿豆粥

原料：大米，绿豆。

制法：将绿豆用清水洗净，并在水中浸泡20分钟。大米用清水淘净。将绿豆放入锅中，加适量清水，以小火焖40分钟左右，等到绿豆酥烂时，放入大米，用中火烧煮30分钟左右，煮到米粒开花，粥汤稠浓即可。冷却后可以根据个人口味，加白糖或蜂蜜拌和食用。

粟米鱼丝

原料：黄鱼，粟米，油、盐适量。

制法：黄鱼去皮去刺，切成细丝状，用清水漂洗干净，将蛋清、淀粉、食盐打匀，和鱼丝搅拌在一起。锅内放油，油热时放入鱼丝，炒熟后捞出，去油。锅洗净，放入鲜汤适量，烧开加盐，放入粟米，烧开后放入鱼丝，淋熟油即可食用。

小米排骨

原料：排骨，小米，葱花、姜末、精盐、鸡精、生抽各适量。

制法：先去掉排骨的血水，切成排骨段，然后加入葱花、姜末、精盐、鸡精、生抽等调料（可以按照自己的口味），与排骨段搅拌均匀，放在一边待用。将干小米用水泡透后，拿来拌好调料的排骨段，每一段都均匀地包裹上小米。最后将裹好小米的排骨段放入蒸锅，用旺火蒸大约30分钟即可，冷却后食用。

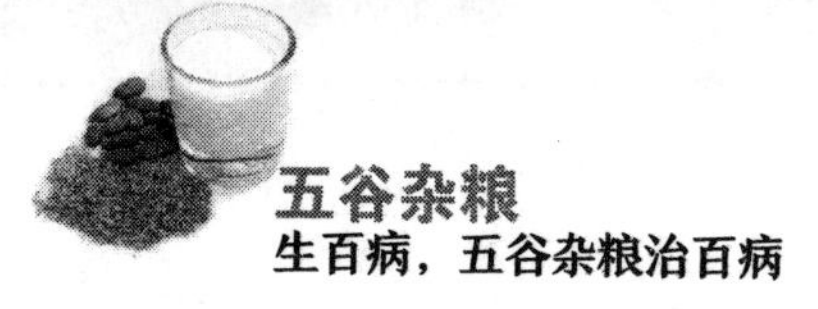

考试期间吃什么好

已有研究证实，饮食在提高IQ评分中起着至关重要的作用。

所有年龄段的学生都可以从饮食中获益，因此，吃了什么，考了多少分，这之间还是有微妙而关键的联系的。

孩子在学习时新陈代谢更旺盛，更容易感到饥饿。特别是在准备考试时，身心处于高度紧张状态，脑力消耗的能量成倍增长，再加上经常熬夜，大脑很容易出现疲惫。那更是分分钟的准备，分分钟的消耗，分分钟的饿。那么在考试期间吃什么好呢？

思维的灵活性需要充足而优质的信使——神经递质，它们主要靠高质量的蛋白质食物提供，如鱼、肉、蛋、豆类等。

同时，“好脂肪酸”（亚麻籽油、橄榄油、核桃等），记忆助手高胆碱食物（如鸡蛋、鱼、豆类）和高维生素、高微量元素食物（蔬果），都是孩子聪明的保障。

除了“高蛋白、好脂肪、高胆碱、富维生素”之外，还不得不提大脑运转的直接燃料——葡萄糖，它们多来自碳水化合物（谷物和蔬果）。

你有没有“一片空白”的经历，在考试时，或在和别人交谈时，突然“一片空白”，曾经熟悉的情景记忆被一把抹去，什么都想不起。仿佛大脑瞬间短路，你失去了思维的能力。

当“一片空白”来临时，意味着大脑处于低葡萄糖状态。这多是由于快释放碳水化合物摄入过多，而慢碳水化合物摄入过少造成的。

快释放碳水化合物是指吸收快、消耗也快的碳水化合物，由于其口感更好而受到更多孩子的青睐，包括有甜味、咸味零食

（糖果、含糖饮料），油炸食品（油条）和精制食物（白面包、白米饭、饼干、蛋糕等），它们能迅速加大葡萄糖燃烧的火力，然后瞬间熄灭，会给精力带来波动的状态，冲刺般地到达顶峰后又跌入谷底。

这样剧烈的波动容易消耗人的能量，导致波动性的注意力无法集中和产生疲惫感，带来不经意的“一片空白”。

慢碳水化合物主要有谷物（如糙米、水稻、小麦、玉米、大麦、燕麦、高粱等）、全麦面包、豆类（蚕豆、黄豆等）、干果类（杏仁、榛子等）、水果和蔬菜（如胡萝卜、番薯、西蓝花、洋葱等），它们能使葡萄糖的燃烧在一个稳定而持久的水平线上，以便提供持久的精力。

因此，课间一点水果，加一片全麦面包、干果，再提供高蛋白的豆类，无疑是复习阶段的营养选择。

值得注意的是，考试期间最好不要吃从未吃过的食物，因为可能引起过敏的食物相当广泛，动物性食物及植物性食物均可能致敏，所以不能有半点疏忽。考试期间应以日常食用的食物为主，并且要特别注意卫生。

第十章

超美味的一周营养食谱

五谷杂粮虽好，但任何一种天然食物都不可能提供人体所需的全部营养素，想要做到平衡膳食，日常饮食就必须由多种食物组成，否则就不能满足人体各种营养需求，达到合理营养、促进健康的目的。

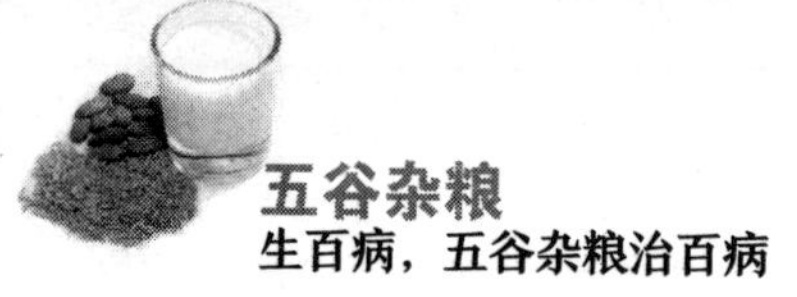

营养食谱使用指南

如何找到适合自己的“健康营养食谱”？

我们先要确定“二要素”。这里所说的“二要素”是指个人的体重和平时的活动强度。通常，要根据“二要素”的情况来确定每日每千克理想体重所需的热量（见下表）。

成人每日的热能供给量（千卡/千克标准体重）

体重/生活状态	卧床	轻体力劳动	中体力劳动	重体力劳动
消瘦	20～25	35	40	40～45
正常	15～20	30	35	40
肥胖	15	20～25	30	35

然后，根据上面表格来计算不同人每日所需要的总热量。以一个健康的成年人为例，身高170厘米，体重68千克，多从事轻体力活动。

接着，通过五步来计算出他每日的热量。

先计算标准体重。170-105=65（千克），他的实际体重为68千克，未超过标准体重的10%，可被认为是正常体重。

第一步：计算理想体重

这个理想体重也叫标准体重，需要通过身高进行计算，不是指每个人目前的体重。要想达到标准体重，通过控制总热量的摄入是可以逐渐实现的。

常用的标准体重计算方法有以下几种：通常用体重指数来表示，体重指数（BMI）=体重（千克）/身高（米）的平方，单位是千克/米^2。但是为了简便计算也可以用身高（厘米）-105来计算标准体重（千克）。如果要精细地计算，那么用下面公式：

标准体重（千克）=[身高（厘米）-100]×0.9（男性）

标准体重（千克）=[身高（厘米）-100]×0.85（女性）

第二步：判断自己的体重类型

根据简便计算法与精细计算法，判断自己的体重类型。

正常：实际体重在标准体重的正负10%范围内。

偏瘦：实际体重低于标准体重10%。

超重：实际体重高于标准体重10%。

消瘦：实际体重低于标准体重20%。

肥胖：实际体重高于标准体重20%。

从一定程度上说偏瘦和消瘦是营养摄入不充分，超重和肥胖说明营养摄入过多，会导致机体某些组织因营养过剩而出现病变。

第三步：计算每日所需总热量

人们每日所需总热量根据活动量不同也是不一样的。不同活动，体力消耗的程度不同，需要的热量补充也不相同。

根据自己的体重类型和具体某一日所进行的活动强度类型，可以对照下表来查找一下该天每千克体重需要多少热量。

每日每千克体重所需热量表

单位：千卡（千焦）/千克体重

体型	卧床	轻体力	中等体力	重体力
超重或肥胖	15	20～25	30	35
	62.76	83.68～104.6	125.52	146.44
正常	15～20	30	35	40
	62.76～83.68	125.52	146.44	167.36
消瘦	20～25	35	40	45～50
	83.68～104.6	146.44	167.36	188.28～209.2

第四步：计算营养素的摄取量

这里所指的营养素仅指三大营养素，即蛋白质、脂肪和糖类。

蛋白质摄取量可占总热量的12%左右（容许范围为10%～14%）；脂肪摄取量可占总热量的25%左右（容许范围为20%～30%）；糖类摄取量可占总热量的63%左右（容许范围为60%～65%）。

而各种营养素的单位热量如下：1克脂肪产生9千卡热量；1克糖类产生4千卡热量；1克蛋白质产生4千卡热量。

根据热量比例与每克营养素所产生的热量，计算出各类营养素摄取量。

第五步：安排一天的饮食

为了让大家更清楚地了解自身的热量需求和营养素摄取量，下面举例说明一下。

比如一位男士，身高165厘米，体重65千克，那他的标准体重是165-105=60（千克），实际体重超过标准体重不到10%，属于正常体重类型。当他从事轻体力劳动，他一天需要摄入热量对照上表：正常体重下从事轻体力活动，每日每千克体重需要30千卡（125.52千焦）热量。他所需要的一日总热量=30千卡（125.52千焦）×65（千克）=1950千卡（8157.5千焦）。

其中蛋白质提供热量=1950千卡（8157.5千焦）×12%=234千卡（978.9千焦），应进食量为234/4=58.5克。

脂肪提供热量=1950千卡（8157.5千焦）×25%=478.5千卡（2039.375千焦），应进食量为478.5/9=53.2克。

糖类提供热量=1950千卡（8157.5千焦）×63%=1228.5千卡

（5139.225千焦），应进食量为1228.5/4=307.125克。

最后，根据进餐习惯合理安排进餐，将各种营养物质按一定比例分配即可。

900～1000千卡系列——每日三餐

能量及营养素含量分析表

食物	重量（克）	蛋白质（克）	脂肪（克）	碳水化合物（克）	热量（千卡）
谷类	150	12	—	120	500
肉类	50	9	6	—	90
油脂	15	—	15	—	135
蔬菜类	400	4	—	14	80
蛋类	50	9	6	—	75
奶类	200	6	7	8	95
总计	965	40	34	142	975

星期一

早餐：

豆浆300毫升

油条50克

酱萝卜10克

午餐：

莴笋木耳肉片：莴笋、木耳各100克，肉片25克，油5克，清炒

西红柿炒鸡蛋：西红柿100克和鸡蛋两个120克，油5克，清炒

白米饭50克

晚餐：

油焖扁豆：扁豆100克，肉片25克，油5克，油焖

白菜豆腐汤：白菜50克，豆腐50克，水300毫升，煮汤

花卷30克

小米粥（生小米20克）

星期二

早餐：

牛奶200毫升

面包40克

煮鸡蛋一个（带壳，60克）

午餐：

红烧豆腐：北豆腐100克，油5克，红烧

菌菇肉丝汤：平菇100克，肉丝15克，水400毫升，煮汤

西红柿炒菜花：西红柿100克，菜花100克，油5克，清炒

白米饭30克

晚餐：

芹菜炒肉：芹菜100克，瘦肉丝20克，油5克，清炒

拌黄瓜100克

馒头一个，30克

玉米粥（生玉米碴20克）

星期三

早餐：

豆浆300毫升

火烧一个30克

腌黄瓜30克

午餐：

黄瓜炒蛋：黄瓜100克，鸡蛋一个50克，油5克，清炒

虾米冬瓜汤：虾米（干）50克，冬瓜200克，水300毫升，煮汤

拌萝卜皮80克

白米饭50克

晚餐：

木耳炒白菜：干木耳10克，白菜100克，肉片50克，油5克，清炒

牛肉炖萝卜：牛肉25克，白萝卜100克，水400毫升，炖至肉酥烂

拌黄瓜：黄瓜80克

馒头一个30克

小米粥（生小米20克）

星期四

早餐：

牛奶200毫升

鸡蛋羹：鸡蛋一个60克，加水蒸

花卷30克

炝土豆丝100克

午餐：

韭菜香干炒肉丝：韭菜80克，香干80克，瘦肉丝25克，油5克，清炒

五香鸡腿一个200克

炒小白菜：小白菜100克，油5克，清炒

玉米面发糕两块50克

晚餐：

香椿豆腐：香椿50克，豆腐100克，香油2克，香椿在沸水中焯一下，再凉拌

紫菜蛋汤：干紫菜20克，鸡蛋一个，水300毫升，煮汤

鲜蘑肉片：鲜蘑120克，肉片20克，胡萝卜30克，油5克，清炒

白米饭50克

星期五

早餐：

燕麦粥100克

炸馒头片50克

酱菜10克

午餐：

红烧茄子：茄子100克，蒜三瓣5克，肉10克，油5克

炝菠菜：菠菜100克

拌豆芽：豆芽100克，黄瓜50克

白米饭50克

晚餐：

红烧鸡翅：鸡翅25克（肉重）

蒜蓉油麦菜：油麦菜100克，蒜10克，清炒

酸辣汤：萝卜丝80克

米饭（大米+小米，各20克）

星期六

早餐：

豆腐脑150克

茶鸡蛋一个50克

素包子一个35克

午餐：

素炒茼蒿：茼蒿150克，油5克，清炒

青椒炒肉：青椒60克，肉20克，清炒

拌菜心：菜心100克

馒头一个30克

晚餐：

葱爆羊肉：羊肉50克，大葱50克，油5克，爆炒

香菇油菜：干香菇5克，油菜120克，清炒

豆腐汤：豆腐50克，青菜50克

白米饭30克

星期日

早餐：

牛奶200毫升

麻酱咸花卷一个30克

煎荷包蛋一个50克（去壳），油5克

午餐：

醋熘白菜：白菜100克，油5克

韭菜炒鸡蛋：韭菜80克，鸡蛋两个80克，油5克

炝黄瓜：黄瓜100克

玉米发糕两块50克

红豆粥

晚餐：

豆角炖排骨：豆角80克，排骨（带骨）200克

清炒生菜：生菜150克，油5克

熬白菜：白菜80克，干香菇5克，虾皮5克，加水炖

白米饭30克

1100～1200千卡系列——每日三餐

能量及营养素含量分析表

食物	重量（克）	蛋白质（克）	脂肪（克）	碳水化合物（克）	热量（千卡）
谷类	150	11	—	120	600
肉类	45	7	4.5	—	75
油脂	18	—	18	—	165
蔬菜类	400	4	—	14	80
蛋类	50	9	6	—	75
奶类	200	6	7	8	95
豆类	50	5	2	2	40
总计	913	42	37.5	144	1130

星期一

早餐：

豆浆300毫升

蛋糕2块（其中鸡蛋一个50克，面粉20克）

拌豆芽粉丝：豆芽100克，粉丝10克

午餐：

芹菜香干：芹菜100克，香干40克，油5克

豆腐汤：豆腐50克，青菜50克

红烧茄子：茄子100克，肉25克，蒜三瓣5克，油5克

白米饭40克

晚餐：

白菜炖五花肉：大白菜100克，五花肉20克，油4克

香菇油菜：干香菇5克，油菜100克，油4克，清炒

油饼70克

小米粥（生小米20克）

星期二

早餐：

牛奶200毫升

全麦面包50克

煎荷包蛋：鸡蛋一个50克，油5克

小咸菜10克

午餐：

莴笋木耳肉片：莴笋100克，木耳100克，肉片25克，油5克，清炒

白菜豆腐汤：白菜100克，豆腐50克，水300毫升，煮汤

白米饭50克

晚餐：

酸辣土豆丝：土豆切成丝100克，油3克

青椒炒肉：青椒100克，瘦肉片25克，油5克

家常饼50克

星期三

早餐：

牛奶200毫升

包子两个（肉馅10克，面粉50克）

小咸菜少许

午餐：

红烧豆腐：北豆腐50克，油5克，红烧

西红柿炒鸡蛋：西红柿100克和鸡蛋一个50克，油5克，清炒

菌菇肉丝汤：平菇100克，肉丝20克，水400毫升，煮汤

荞麦面条40克，煮青菜30克

晚餐：

瘦肉熬冬瓜：瘦白肉15克，冬瓜100克，水200毫升

醋烹豆芽：豆芽100克，油3克

蒜拌海带丝：蒜三瓣，海带丝150克，凉拌

馒头两个60克

星期四

早餐：

豆腐脑100克

烧饼一个（约重30克）

鹌鹑蛋3个（约30克）

午餐：

紫菜蛋汤：干紫菜50克，鸡蛋20克，香油2克

素炒茼蒿：茼蒿150克，油5克，清炒

红烧鲫鱼：鲫鱼40克，油3克

白米饭50克

晚餐：

榨菜炒肉丝：榨菜10克，瘦肉丝10克，白菜丝100克，油5克

素炒什锦丁：黄瓜丁50克，胡萝卜丁15克，笋丁15克，芹菜

丁20克，油3克

发糕两块（约30克）

紫米粥（紫米20克，大米20克）

星期五

早餐：

牛奶200毫升

素包子两个（鸡蛋一个50克，韭菜50克，油2克）

腌黄瓜10克

午餐：

牛肉炖萝卜：牛肉25克，白萝卜100克，水400毫升，炖至肉酥烂

爆炒圆白菜：圆白菜100克，油6克

松花豆腐：松花蛋（带壳约60克），豆腐50克，香油2克

白米饭50克

晚餐：

红烧鸡翅：鸡翅（去骨后25克），油6克

虾米冬瓜汤：虾米（干）10克，冬瓜100克，水300毫升，煮汤

拌萝卜皮100克，香油2克

馒头一个40克

星期六

早餐：

豆浆300毫升

玉米面发糕50克

酱萝卜10克

午餐：

清蒸鲤鱼：鲤鱼（带骨50克）

黄瓜炒蛋：黄瓜100克，鸡蛋一个50克，油5克，清炒

海米炒芹菜：干海米5克，芹菜100克，油5克

芝麻烧饼70克

晚餐：

鸡丝炒茭白：鸡肉25克，茭白100克，油6克

西红柿炒豇豆：豇豆100克，西红柿50克，油5克

拌黄瓜：黄瓜50克

白米饭30克

星期日

早餐：

无糖酸奶110毫升

咸面包70克

煎荷包蛋：鸡蛋一个50克，油3克

小咸菜5克

午餐：

西葫芦炒肉：西葫芦100克，肉15克，油5克

红烧茄子：茄子100克，油5克

拌黄瓜：黄瓜50克

蒸千层饼50克

晚餐：

盐水虾：青虾（带壳50克）

木耳炒白菜：干木耳10克，用凉水泡发，白菜100克，油5克，清炒

老虎菜：黄瓜、尖椒各50克，香菜10克，葱丝5克，香油2克，凉拌

白米饭30克

1300～1400千卡系列——每日三餐

能量及营养素含量分析表

食物	重量（克）	蛋白质（克）	脂肪（克）	碳水化合物（克）	热量（千卡）
谷类	175	14	—	145	700
肉类	80	16	10．5	—	160
油脂	18	—	18	—	165
蔬菜类	400	4	—	14	80
豆类	50	5	2	2	40
蛋类	50	9	6	—	75
奶类	200	6	7	8	95
总计	973	55	43	169	1315

星期一

早餐：

豆浆300毫升

火烧一个30克

腌黄瓜30克

午餐：

什锦炒饭：米饭50克，火腿10克，胡萝卜10克，黄瓜20克，洋葱10克，虾仁5克，油5克

酱油茄子：茄子150克，香菜少许，油2克

拌心里美：萝卜80克，香油2克

家常饼70克

紫米粥25克

晚餐：

五香鸡腿一个200克（带骨）

紫菜蛋汤：干紫菜20克，鸡蛋一个50克，水300毫升，煮汤

蒜蓉油麦菜：油麦菜100克，蒜10克，清炒

米饭（大米+小米，各20克）

星期二

早餐：

豆腐脑100克

葱油饼50克

茶鸡蛋一个（约50克）

小咸菜5克

午餐：

素炒什锦丁：黄瓜丁50克，胡萝卜丁15克，笋丁15克，芹菜丁20克，油5克

红烧鸡翅：鸡翅（去骨后30克），油6克

炒扁豆丝：扁豆100克，油5克

白米饭50克

晚餐：

清蒸鲤鱼：鲤鱼（去骨50克）

豆腐汤：豆腐50克，青菜50克

蒜拌海带丝：蒜三瓣，海带丝150克，香油2克，凉拌

馒头2个70克

星期三

早餐：

牛奶200毫升

烤面包片50克

火腿片15克

午餐：

盐水虾：大虾100克（带皮）

炝拌芹菜腐竹：芹菜80克，干腐竹15克，油2克

茄汁豆腐：西红柿100克，豆腐50克，油5克

白米饭50克

晚餐：

木耳炒白菜：干木耳10克，用凉水泡发，白菜100克，肉片50克，油5克，清炒

鲜蘑肉片：鲜蘑120克，肉片20克，胡萝卜30克，油5克，清炒

酸辣汤：萝卜丝80克

蒸千层饼75克

星期四

早餐：

白米粥（大米20克）

芝麻火烧60克

小咸菜少许

午餐：

茭白炒肉：茭白100克，肉丝20克，油3克

红烧茄子：茄子100克，油5克

煮龙须面：面条45克，青菜叶50克

晚餐：

洋葱炒猪肝：猪肝30克，洋葱50克，油5克

醋烹豆芽：豆芽70克，油3克

黄瓜鸡丁：黄瓜丁30克，鸡丁20克，油3克

白米饭50克

星期五

早餐：

牛奶200毫升

发面饼一个50克

鹌鹑蛋3个（约30克）

酱萝卜10克

午餐：

酸辣土豆丝：土豆切成丝50克，油3克

筒子骨烧萝卜：筒子骨200克，白萝卜70克

葱花炒蛋：葱花20克，鸡蛋一个（约50克）

家常饼50克

玉米碴粥（玉米碴25克）

晚餐：

青椒炒肉：青椒80克，瘦肉片20克，油5克

西红柿炒豇豆：豇豆80克，西红柿50克，油5克

黄瓜丝拌豆腐：黄瓜丝50克，豆腐20克

白米饭50克

星期六

早餐：

牛奶麦片粥：牛奶200毫升，燕麦片20克

烤馒头片50克

小咸菜少许

午餐：

清炖鲫鱼：鲫鱼150克（带骨），清炖

老虎菜：黄瓜、尖椒各50克，香菜10克，葱丝10克，香油2克，凉拌

香菇菜心：干香菇10克，菜心100克，油4克

麻酱花卷一个（约30克）

小米粥30克

晚餐：

瘦肉熬冬瓜：瘦白肉20克，冬瓜80克，水200毫升

芹菜香干：芹菜100克，香干40克，油5克

白米饭50克

星期日

早餐：

小馄饨20个

煎荷包蛋一个（约40克）

酱菜10克

午餐：

炝拌芹菜腐竹：芹菜100克，干腐竹15克，油2克

冻豆腐炖酸菜：冻豆腐80克，酸菜120克，五花肉30克，油3克

白米饭50克

晚餐：

红烧鸡翅：鸡翅25克（肉重）

拌菜心：菜心100克

熬白菜：白菜100克，干香菇10克，虾皮5克，加水炖

小花卷2个70克

1500～1600千卡系列——每日三餐

能量及营养素含量分析表

食物	重量（克）	蛋白质（克）	脂肪（克）	碳水化合物（克）	热量（千卡）
谷类	240	17	—	165	885
肉类	90	17	11	—	165
油脂	18	—	18	—	165
豆类	50	5	2	2	40
蔬菜类	400	4	—	14	80
蛋类	50	9	6	—	75
奶类	200	6	7	8	95
总计	1048	58	43	189	1505

星期一

早餐：

牛奶200毫升

蛋糕2块（其中鸡蛋一个50克，面粉50克）

腌黄瓜30克

午餐：

芹菜香干：芹菜100克，香干40克，油5克

拌豆芽粉丝：豆芽100克，粉丝10克

香菇油菜：干香菇5克，油菜100克，油4克，清炒

白米饭70克

晚餐：

白菜炖五花肉：大白菜100克，五花肉20克，油4克

豆腐汤：豆腐50克，青菜50克

红烧茄子：茄子100克，肉25克，蒜三瓣5克，油5克

家常饼100克

小米粥（小米20克）

星期二

早餐：

牛奶200毫升

全麦面包50克

煎荷包蛋：鸡蛋一个50克，油5克

小咸菜10克

午餐：

莴笋木耳肉片：莴笋、木耳各100克，肉片25克，油5克，清炒

白菜豆腐汤：白菜100克，豆腐50克，水300毫升，煮汤

白米饭50克

晚餐：

酸辣土豆丝：土豆切成丝100克，油3克

青椒炒肉：青椒100克，瘦肉片25克，油5克

油饼100克

绿豆粥（绿豆、大米各20克）

星期三

早餐：

豆浆300毫升

包子两个（肉馅10克，面粉60克）

橄榄菜20克

午餐：

红烧豆腐：北豆腐50克，油5克，红烧

素炒茼蒿：茼蒿150克，油5克，清炒

菌菇肉丝汤：平菇100克，肉丝20克，水400毫升，煮汤

荞麦面条70克，青菜叶30克

晚餐：

瘦肉熬冬瓜：瘦白肉15克，冬瓜100克，水200毫升

西红柿炒鸡蛋：西红柿100克和鸡蛋一个50克，清炒，油5克

蒜拌海带丝：蒜三瓣，海带丝100克，凉拌

馒头两个80克

玉米碴粥（生玉米碴30克）

星期四

早餐：

豆腐脑100克

烧饼2个（约重50克）

鹌鹑蛋3个（约30克）

酱萝卜10克

午餐：

紫菜蛋汤：干紫菜50克，鸡蛋20克，香油2克

醋烹豆芽：豆芽100克，油3克

红烧鲫鱼：鲫鱼40克，油3克

白米饭50克

晚餐：

榨菜炒肉丝：榨菜10克，瘦肉丝10克，白菜丝100克，油5克

素炒什锦丁：黄瓜丁50克，胡萝卜丁15克，笋丁15克，芹菜丁20克，油3克

发糕两块（约60克）

紫米粥（紫米15克，大米15克）

星期五

早餐：

白米粥50克

素包子两个（鸡蛋一个50克，韭菜50克，面粉50克，油2克）

拌萝卜丝100克

午餐：

牛肉炖萝卜：牛肉25克，白萝卜100克，水400毫升，炖至肉酥烂

爆炒圆白菜：圆白菜100克，油6克

松花豆腐：松花蛋（带壳约60克），豆腐50克，香油2克

白米饭50克

晚餐：

红烧鸡翅：鸡翅（去骨后25克），油6克

西红柿炒豇豆：豇豆100克，西红柿50克，油5克

虾米冬瓜汤：虾米（干）10克，冬瓜100克，水300毫升，煮汤

蒸千层饼90克

星期六

早餐：

豆浆300毫升

玉米面发糕70克

酱萝卜10克

午餐：

清蒸鲤鱼：鲤鱼（带骨50克）

拌萝卜皮100克，香油2克

黄瓜炒蛋：黄瓜100克，鸡蛋一个50克，油5克，清炒

白米饭50克

晚餐：

鸡丝炒茭白：鸡肉25克，茭白100克，油6克

海米炒芹菜：干海米5克，芹菜100克，油5克

芝麻烧饼两个80克

紫米粥（紫米20克，大米20克）

星期日

早餐：

牛奶200毫升

烤馒头片50克

小咸菜少许

午餐：

西葫芦炒肉：西葫芦100克，肉15克，油4克

木耳炒白菜：干木耳15克，用凉水泡发，白菜100克，油5克，清炒

紫菜蛋汤：干紫菜10克，鸡蛋一个50克，香油2克

蒸千层饼50克

晚餐：

盐水虾：青虾（带壳50克），水煮

红烧茄子：茄子100克，肉10克，油5克

老虎菜：黄瓜50克，香菜10克，葱丝5克，香油2克，凉拌

白米饭50克

1700～1800千卡系列——每日三餐

能量及营养素含量分析表

食物	重量（克）	蛋白质（克）	脂肪（克）	碳水化合物（克）	热量（千卡）
谷类	280	22	—	230	1040
肉类	80	16	10．5	—	160
油脂	18	—	18	—	165
蔬菜类	400	4	—	14	80
豆类	80	7	3．5	3	60
蛋类	50	9	6	—	75
奶类	220	7	7	8	115
总计	1128	65	45	255	1715

星期一

早餐：

豆浆300毫升

牛肉饼（肉馅25克，面粉70克）

腌黄瓜30克

午餐：

黄瓜炒蛋：黄瓜100克，鸡蛋一个50克，油5克，清炒

冬瓜丸子汤：干虾米5克，冬瓜100克，丸子50克，煮汤

拌萝卜皮80克

白米饭70克

晚餐：

醋熘白菜：白菜100克，胡萝卜20克，肉片20克，油5克,清炒

牛肉炖萝卜：牛肉35克，白萝卜100克，水400毫升，炖至肉酥烂

拌黄瓜：黄瓜80克

烙饼100克

大米粥（大米40克）

星期二

早餐：

燕麦粥（燕麦50克）

炸馒头片70克

酱菜10克

午餐：

红烧茄子：茄子100克，蒜10克，肉10克，油5克

老醋菠菜：菠菜50克，花生15克

拌豆芽：豆芽50克，黄瓜50克

发面饼100克

晚餐：

红烧鸡翅：鸡翅（肉重25克）

蒜蓉油麦菜：油麦菜100克，蒜10克，清炒

酸辣汤：萝卜丝50克，油2克

米饭（大米+小米，各30克）

星期三

早餐：

牛奶220毫升

烤面包片80克

煮鸡蛋一个（约50克）

腌黄瓜20克

午餐：

砂锅豆腐：豆腐80克，瘦白肉20克，干香菇10克，干虾米5克

拌萝卜皮：萝卜皮50克，香油2克

蚝油香菇菠菜：干香菇10克，菠菜100克，油4克

玉米面发糕100克

红豆粥（赤小豆20克，大米20克）

晚餐：

芦笋炒牛柳：芦笋100克，牛肉30克，油5克

柿椒炒鸡丁：柿子椒100克，鸡丁20克，油5克

凉拌苦瓜：苦瓜50克，香油2克

白米饭60克

星期四

早餐：

豆腐脑100克

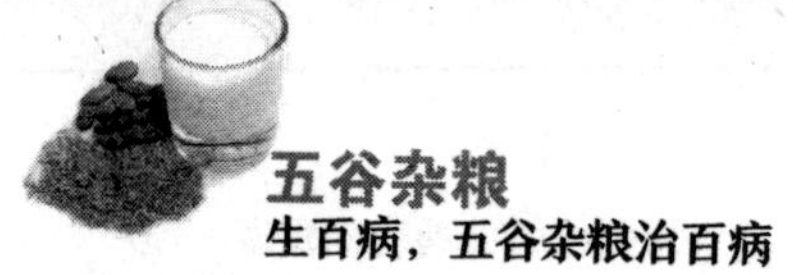

葱油饼70克

卤鸡蛋一个（约50克）

小咸菜10克

午餐：

素炒什锦丁：黄瓜丁50克，胡萝卜丁25克，笋丁25克，芹菜丁30克，油5克

红烧鸡翅：鸡翅（去骨后）30克，油6克

炒扁豆丝：扁豆100克，肉15克，油5克

白米饭60克

晚餐：

清蒸鲤鱼：鲤鱼（去骨50克）

豆腐汤：豆腐50克，青菜70克

蒜拌海带丝：蒜三瓣，海带丝100克，香油2克，凉拌

馒头2个100克

玉米碴粥（生玉米碴40克）

星期五

早餐：

豆浆300毫升

包子两个（肉馅10克，面粉60克）

橄榄菜20克

午餐：

芹菜香干：芹菜100克，香干40克，油5克

拌豆芽粉丝：豆芽100克，粉丝10克

香菇油菜：干香菇5克，油菜100克，油5克，清炒

白米饭70克

晚餐：

家常土豆丝：土豆丝100克，油3克

青椒炒肉：青椒100克，瘦肉片25克，油5克

家常油饼100克

红豆粥（红豆、大米各25克）

星期六

早餐：

牛奶220毫升

全麦面包80克

煎荷包蛋：鸡蛋一个50克，油3克

小咸菜10克

午餐：

红烧豆腐：北豆腐50克，油5克，红烧

素炒茼蒿：茼蒿100克，油3克，清炒

菌菇肉丝汤：平菇100克，肉丝20克，煮汤

荞麦面条80克，青菜叶30克

晚餐：

榨菜炒肉丝：榨菜20克，瘦肉丝10克，白菜丝100克，油4克

素炒什锦丁：黄瓜丁30克，胡萝卜丁20克，笋丁20克，芹菜丁20克，油3克

发糕两块（约80克）

紫米粥（紫米20克，大米20克）

星期日

早餐：

豆浆300毫升

玉米面发糕70克

拌萝卜条50克，香油2克

午餐：

牛肉炖萝卜：牛肉25克，白萝卜100克，油3克

爆炒圆白菜：圆白菜100克，油5克

松花豆腐：松花蛋（带壳约60克），豆腐50克，香油2克

白米饭60克

晚餐：

鸡丝炒茭白：鸡肉25克，茭白100克，油3克

海米炒芹菜：干海米5克，芹菜100克，油3克

芝麻烧饼两个80克

紫米粥（紫米20克，大米20克）

1900～2000千卡系列——每日三餐

能量及营养素含量分析表

食物	重量（克）	蛋白质（克）	脂肪（克）	碳水化合物（克）	热量（千卡）
谷类	335	26．3	—	265	1220
肉类	110	21	13．5	—	210
油脂	18	—	18	—	165
蔬菜类	500	4．5	—	15	85
豆类	80	7	3	3	80
蛋类	50	9	6	—	75
奶类	240	7．2	7．2	8	125
总计	1333	75．5	47．7	291	1960

星期一

早餐：

牛奶240毫升

全麦面包100克

煎荷包蛋：鸡蛋一个50克，油3克

小咸菜10克

午餐：

清蒸鲤鱼：鲤鱼（去骨80克）

豆腐汤：豆腐100克，青菜150克

蒜拌海带丝：海带丝100克，香油2克，凉拌

馒头100克

玉米碴粥（生玉米碴40克）

晚餐：

鸡丝炒茭白：鸡肉30克，茭白100克，油3克

海米炒芹菜：干海米20克，芹菜150克，油3克

芝麻烧饼两个80克

紫米粥（紫米20克，大米20克）

星期二

早餐：

豆浆300毫升

玉米面发糕100克

腌萝卜条20克

午餐：

榨菜炒肉丝：榨菜20克，瘦肉20克，白菜丝80克，油5克

素炒什锦丁：黄瓜丁50克，胡萝卜丁15克，笋丁15克，芹菜

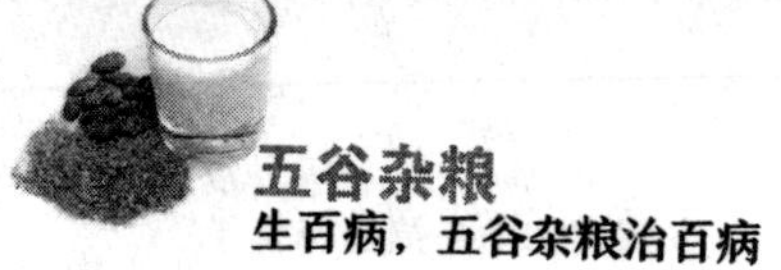

丁20克，油3克

发糕100克

紫米粥（紫米15克，大米20克）

晚餐：

蒸茄盒：茄子100克，肉末30克

芹菜香干：芹菜100克，香干50克，油5克

葱花炒蛋：葱花100克，鸡蛋一个（约50克），油5克

白米饭100克

星期三

早餐：

牛奶240毫升

蛋糕（其中鸡蛋一个50克，面粉100克）

拌豆芽粉丝：豆芽100克，粉丝10克

午餐：

盐水虾：青虾80克（带壳）

莴笋木耳肉片：莴笋、木耳各80克，肉片30克，油5克，清炒

白菜豆腐汤：白菜100克，豆腐100克，煮汤

白米饭100克

晚餐：

瘦肉熬冬瓜：瘦白肉25克，冬瓜100克，水200毫升

豆芽炒肉：豆芽70克，肉20克，油5克

蒜拌海带丝：蒜三瓣，海带丝70克，凉拌

馒头90克

小米粥（生小米40克）

星期四

早餐：

豆浆300毫升

火烧3个90克

腌黄瓜30克

午餐：

什锦炒饭：米饭100克，火腿20克，虾仁20克，胡萝卜20克，黄瓜20克，洋葱10克，油5克

酱油茄子：茄子150克，香菜少许，油2克

拌心里美：萝卜100克，香油2克

紫米粥（生紫米35克）

晚餐：

五香鸡腿一个200克（带骨）

紫菜蛋汤：干紫菜20克，鸡蛋一个50克

西红柿炒豇豆：豇豆100克，西红柿50克，油5克

家常饼110克

星期五

早餐：

燕麦粥（生燕麦50克）

炸馒头片100克

蒜茄子20克

午餐：

红烧土豆：土豆100克，蒜三瓣5克，肉40克，油5克

炝菠菜：菠菜50克

蒜蓉油麦菜：油麦菜100克，蒜10克，清炒

米饭（大米+小米，各50克）

晚餐：

红烧鸡翅：鸡翅50克（肉重）

拌豆芽：豆芽100克，黄瓜50克

酸辣汤：萝卜丝100克，肉末20克

荞麦面条100克（生重）

星期六

早餐：

牛奶200毫升

咸面包70克

茶鸡蛋一个（约50克）

腌黄瓜20克

午餐：

砂锅豆腐：豆腐80克，瘦白肉20克，干香菇10克，干虾米5克

柿椒炒鸡丁：柿子椒100克，鸡丁20克，油5克

凉拌苦瓜：苦瓜80克，香油2克

白米饭50克

晚餐：

芦笋炒牛柳：芦笋100克，牛肉30克，油5克

蚝油香菇菠菜：干香菇10克，菠菜100克，油3克

拌藕片：藕片80克

玉米面发糕100克

星期日

早餐：

豆浆300毫升

牛肉饼（肉馅30克，面粉100克，油3克）

腌黄瓜30克

午餐：

黄瓜炒蛋：黄瓜100克，鸡蛋一个50克，油5克，清炒

冬瓜丸子汤：干虾米10克，冬瓜100克，丸子50克，煮汤

白米饭100克

晚餐：

醋熘白菜：白菜100克，胡萝卜20克，肉片20克，油5克，清炒

土豆炖排骨：排骨50克（去骨），土豆100克，油5克

拌黄瓜：黄瓜50克

烙饼100克

大米粥（大米30克）